图解刮痧
一看就会

贲 越 赵 鹏 董 伟◎主编

吉林科学技术出版社

图书在版编目（CIP）数据

图解刮痧一看就会 / 贲越，赵鹏，董伟主编. — 长
春：吉林科学技术出版社，2019.12
ISBN 978-7-5578-5272-6

Ⅰ. ①图… Ⅱ. ①贲… ②赵… ③董… Ⅲ. ①刮搓疗
法—图解 Ⅳ. ①R244.4-64

中国版本图书馆CIP数据核字(2018)第300033号

图解刮痧一看就会
TUJIE GUASHA YI KAN JIU HUI

主　　编	贲　越　赵　鹏　董　伟
编　　委	王　璐　李安东
出 版 人	李　梁
责任编辑	许晶刚　张延明
摄影模特	王潇雅
书籍装帧	长春创意广告图文制作有限责任公司
制　　版	长春创意广告图文制作有限责任公司
幅面尺寸	212 mm × 227 mm
字　　数	260千字
印　　张	10
版　　次	2019年12月第1版
印　　次	2019年12月第1次印刷

出　　版	吉林科学技术出版社
发　　行	吉林科学技术出版社
地　　址	长春市福祉大路5788号出版集团A座
邮　　编	130118
发行部电话/传真	0431-81629529　81629530　81629531
	81629532　81629533　81629534
储运部电话	0431-86059116
编辑部电话	0431-81629518
印　　刷	长春新华印刷集团有限公司

书　　号	ISBN 978-7-5578-5272-6
定　　价	42.00元

传世瑰宝
——放在家中的"保健医师"

  中医，千百年来流传于华夏大地，已经融入我们的血脉中，是华夏子孙与病魔做斗争的神兵利器。其精妙的医学理论，丰富的诊疗手段，使无数的中华儿女病痛解除，重获健康。而中医的外治疗法，包括按摩、针灸、刮痧、拔罐等等，因其疗效显著、操作方便、经济实惠而受到老百姓的喜爱。很多人可以通过学习一些简单的治疗方法在家中进行自我保健治疗，既免去了往返医院的奔波之苦，又节约了看病、吃药的开销，可谓一举多得。

  本系列图书以中医学外治疗法及取穴法为主，包括按摩疗法、艾灸疗法、刮痧疗法、简便取穴法。每本图书都是作者根据自己多年的临床经验集结而成，是精心总结的一套适合老百姓在家中自我治疗的方法。不仅能有效地治疗和祛除常见病症，更具有安全无创伤、简单实用花费少、无不良反应的特点，而我们出版人也期望这些健康之法能走入千家万户，为百姓的身体健康打下坚实的基础。

  本系列图书全面系统地介绍了各种疗法的基础理论、注意事项和操作方法，内容不仅科学严谨，而且通俗易懂，使读者一看就懂，一学就会。本系列图书针对广大家庭中的各种常见病症，从头疼脑热、感冒咳嗽、颈肩腰痛，到糖尿病、高血压、高脂血症、心脑血管疾病等，列举了这些疾病的中医外治疗法中的经典选穴配方和操作方法。特点是不仅方法简单实用，而且每一种方法都配有分步详解图示，没有任何医学基础的人都能学会如何操作。

  现在，很多人的生活方式都不健康，大多数人都处于亚健康状态中，人们需要掌握几种可以使自己健康的手段。按摩疗法、艾灸疗法、刮痧疗法、简便取穴法都是祖国医学的传世瑰宝，学习本套图书中自然疗法可以帮助我们修身齐家、延年益寿，我们何乐而不为呢。

  当然，任何一种疗法都有其自身的局限性，多种疗法配合往往效果更为显著。我们在为读者提供一种治病、养生方法的同时，更强调：如果经一段时间的治疗没有达到理想的效果，或病情有加重的趋势，请及时就医，请专业医生指导治疗，以免延误病情。

目录 CONTENTS

刮痧是中国传统的自然疗法之一，它
是以中医理论为基础，用牛角、玉石等在
皮肤相关部位刮拭，以达到疏通经络、活
血化瘀的目的。刮痧可以扩张毛细血管，
增加汗腺分泌，促进血液循环。经常刮
痧，有助于调整人体经气，缓解疲劳，提
高免疫力。

第一章

刮痧
基础知识

第一节　自古相传的刮痧疗法

刮痧是中国传统的自然疗法之一，它以中医基础理论为指导，用牛角、玉石等工具在皮肤相关部位刮拭，扩张毛细血管，促进血液循环，以达到舒经活络、活血化瘀的目的。

◎ 刮痧疗法源于实践与探索

刮痧的由来，可以追溯到旧石器时代，在当时的恶劣条件下，人们患病时，多会出于本能地用手或者石片抚按、捶击身体表面的不舒适部位，有时症状竟能得到缓解。在后人不断的实践与探索中，这种古老的方法发展为砭石疗法，也就是刮痧疗法的雏形。伴随着中医理论的不断完善，砭石疗法逐渐发展为应用广泛的刮痧疗法。

在我国，很早就有关于刮痧疗法的记载。早在《黄帝内经》成书时期，人们便有用"砭石"治病的记载："帝曰：不足者补之，奈何？岐伯曰：必先扪而循之，切而散之，推而按之，弹而怒之。"

刮痧疗法在民间有着广泛的流传和应用，很多人习惯用这种外治方法进行家庭保健和简单的疾病治疗，不断扩大了刮痧疗法的工具取材范围和应用方法，使之得到了更广泛的普及。

关于痧证的起因

"通则不痛，痛则不通"，痧证是经络受邪引起的，以痛证为主要临床表现的闭塞瘀阻证候。络脉受邪、闭塞瘀阻的病机状态正是出现痧疹的病理基础，也是使用经络刮痧法的主要依据。

刮痧疗法的机制

1. 神经刺激效应

当疾病发生时，通过刮拭手段对一定的经穴部位或人体某个局部进行一定程度的刺激可以产生疼痛效应，使人体神经末梢或感受器产生效应，通过神经体液调节的传递，对中枢神经系统发出信号，对机体各部功能产生协调作用，并达到新的平衡。

2. 温热效应

由于刮拭局部区域，使局部区域产生热效应，局部区域的微血管和毛细血管扩张，致局部区域的血容量和血流量增加，有利于受损组织的修复、更新与功能的恢复，重新建立起人体顺应自然生理循环的医疗保健效应。

第二节　刮痧的优点

　　刮痧疗法是我国人民历经千年，在与疾病长期斗争中积累下来的宝贵财富。如今刮痧疗法不仅成为每个家庭养生防病的必修课，而且在全世界的养生和疾病防治领域也已有了不可动摇的地位。

◉ 不打针不吃药的绿色疗法

　　刮痧疗法倡导"回归自然"，是以刮痧板刮拭皮肤、经络和病变部位，把阻滞在人体经络的病理因素通过皮肤宣泄出来，使病变的器官、组织及细胞在被刺激的过程中，自动修复，自我调整。刮痧疗法无不良反应，仅仅是通过刮拭时产生的良性刺激，不断增强机体自身潜在的抗病能力和免疫力，从而达到保健防病的作用。

　　如血压不稳者，经刮拭躯干、四肢腧穴后，偏低的血压可升高，偏高的血压则可降低。

◉ 真实地呈现病源

　　通过刮拭，皮肤会产生各种各样的反应，主要是颜色（肤色）和形态的变化。这种现象即称之为"痧"。只要刮拭数分钟，凡有病源之处，其表现轻可见淡红色斑点，重则成斑，甚至青黑斑块，触之略有阻碍感。因此，"痧"有出现的部位和形态的不同，对疾病的诊断、治疗及预后有一定的指导意义。

镇　痛

人体软组织一旦受到损伤，若得不到及时有效的治疗，会形成不同程度的粘连，导致疼痛和肌紧张。这时可在局部或相应腧穴刮痧，可调节肌肉的收缩，缓解机体组织间压力，同时可使刮拭部位温度升高，促进周围组织血液循环，从而舒展肌肉，消除瘀肿、疼痛。

排除毒素

刮痧时，刮痧板对皮肤的压力，迫使淤积于体内的有害代谢产物从毛细血管壁渗漏出来，刮拭部位高度充血，形成"痧"。由于局部组织高度充血，血管神经受到刺激，血液循环加速，促进体内废物、毒素排除，清洁了体内环境，提高机体免疫力，达到缓解症状的目的。

提高免疫力

刮痧出"痧"的过程是使血管扩张渐至毛细血管破裂，血流外溢，皮肤局部形成瘀血斑。"痧"不久就能溃散，从而起到自身溶血的作用，这样可使局部组织血液循环加快，新陈代谢旺盛，营养状况改善，提高机体免疫力。自身溶血还可以调节大脑兴奋与抑制过程，保持内分泌系统的平衡。

第三节 刮痧的工具

刮痧的常用工具包括刮痧板和润滑剂，而工具的选择直接关系到刮痧治病保健的效果。比较常用的刮痧板是用水牛角或木鱼石制作而成，要求板面洁净、棱角光滑。润滑剂多选用红花油、液状石蜡或刮痧专用的活血化瘀的中药制剂。

◎ 刮痧板

1. 刮痧板的分类

刮痧板是刮痧的主要工具。其中有水牛角制品，也有玉制品。水牛角及玉质刮痧板均有助于行气活血、疏通经络，而且又没有不良反应。刮痧板一般加工为长方形，边缘光滑，四角钝圆。刮板的两个长边，一边稍厚，一边稍薄。薄面用于人体平坦部位的治疗刮痧，凹陷的厚面适合于按摩保健刮痧，刮板的角适合于人体凹陷部位的按摩及刮拭。其他常用的刮具有硬币、木竹质刮痧板、瓷杯、汤匙等。

水牛角质地坚韧，光滑耐用，药源丰富。药性与犀牛角相似，只是药力稍逊，常为犀牛角之代用品。水牛角具有发散行气、清热解毒、活血化瘀的作用。

2. 刮痧板的清洁

◆刮痧板刮拭完毕后可用肥皂水洗净擦干或以酒精擦拭消毒。

◆为避免交叉感染，最好固定专人专板使用。

◆放在塑料袋或皮套内保存。

◆玉质板在保存时要避免磕碰，以防弄碎。

玉具有清音哑、止烦渴、定虚喘、安神明、滋养五脏六腑的作用，是具有清纯之气的良药，可避秽浊之病气。

◎ 润滑剂

刮痧治疗的润滑剂多为有药物治疗作用的润滑剂，这种润滑剂具有一定的治疗作用，还可以由没有不良反应、渗透性强、润滑性好的植物油加工而成。常用的刮痧润滑剂有冬青膏、麻油、鸡蛋清、葱姜汁、白酒、液状石蜡、滑石粉等。

第四节 刮痧的操作手法

刮痧疗法是一种独特的物理疗法，是我国劳动人民通过长期的实践与探索逐渐形成的中医疗法。刮痧操作有讲究，掌握正确的刮痧操作手法，可以收到事半功倍的效果。

◎ 正确的持板方法

右手持板，肩、肘、腕自然弯曲，手握空拳，夹住刮痧板。治疗刮痧时，刮痧板薄的一侧对着皮肤；保健刮痧时，刮痧板厚的一侧对着皮肤。刮痧板与刮拭部位紧贴，和刮拭方向通常保持45°~90°的夹角。

◎ 刮痧的刮拭长度

刮痧的刮拭长度，通常是4~5寸。如果是刮拭膀胱经或督脉之类比较长的经脉，可以沿一个方向分几段刮拭。对某个穴位的刮痧，也要有一定长度，通常以这个穴位为中心，上下延伸，总长度4~5寸，刮拭时在穴位处用力。

4 ~ 5寸

4 ~ 5寸

◎ 刮痧的体位

❶

❶ 仰卧位：适用于胸腹部、头部、面部、颈部、四肢前侧的刮痧。

❷ 俯伏坐位：适用于头顶部、后脑部、项背部的刮痧。

❸ 仰靠坐位：适用于前额部、颜面部、颈前部和上胸部的刮痧。

❷

❸

❹

❹ 侧伏坐位：适用于头侧部、面颊部、颈侧部、耳部的刮痧。

❺ 侧卧位：适用于头侧部，面颊部、颈项部、腹侧部、胸侧部以及上下肢该侧的刮痧。

❻ 俯卧位：适用于头部、颈部、肩部、背部、腰部、四肢后侧的刮痧。

❺

❻

刮痧的具体手法

❶ 面刮法：面刮法是用刮痧板的长边或部分长边刮拭皮肤，需自上而下或自内而外沿同一方向刮拭，不可来回刮拭。刮痧板与刮拭方向的夹角较小，一般为30°~60°，常用45°。面刮法多适用于背部刮痧。

❷ 推刮法：推刮法的操作方法与面刮法相似，刮痧板与刮拭方向的夹角小于45°，按压力度大、刮拭速度慢、刮拭距离短。推刮法适用于疼痛部位的刮拭。

❸ 平刮法：平刮法与面刮法的操作基本相同，但倾斜角度更小，一般小于15°。平刮法向下的渗透力度较大，可渗透皮下组织。平刮法适用于面部、手足耳反射区等比较敏感的部位。

❹ 点按法：用刮痧板的圆角垂直向下按压穴位所在处，力度逐渐增加，片刻后将刮痧板迅速抬起，反复操作多次。此法适用于水沟穴、膝眼穴等。

❺

❺ 角刮法：角刮法是指用刮痧板的角来刮拭身体，刮痧板与刮拭方向的夹角一般为45°。角刮法可分为单角刮法和双角刮法，前者可用于四肢、手足部位，后者可用于脊柱两侧的刮拭。

❻

❻ 平面按揉法：平面按揉法是指用刮痧板圆角的平面部分按压在穴位所在处，做柔缓的旋转运动。刮痧板与皮肤的夹角非常小，一般小于15°。按揉的力度应深入皮下组织和肌肉。

❼

❼ 垂直按揉法：垂直按揉法与平面按揉法手法相同，区别在于刮痧板与皮肤的夹角为90°。垂直按揉法适用于骨缝处的穴位和第2掌骨桡侧反射区。

❽

❽ 拍打法：用刮痧板的平面拍打身体表面的经穴或疼痛处。在使用拍打法之前，要在拍打部位先涂刮痧油，然后再拍打。适用于肘窝等处，躯干和颈部禁用此法。

刮痧提示

除了上述手法外，刮痧还有补法和泻法之分。

补法：刮拭按压力小，刮拭速度慢，刺激时间较长为补法。适用于年老、体弱、久病、重病或体形瘦弱的虚证患者。

泻法：刮拭按压力大，刮拭速度快，刺激时间较短为泻法。适用于年轻体壮、新病、急病、形体壮实的实证患者。

刮痧后加温灸者为补法；刮痧后加拔罐者为泻法。

第五节　刮痧的禁忌证与适应证

　　刮痧疗法临床应用广泛，适用于内、外、妇、儿、五官等各科和各系统疾病，如消化系统、循环系统、呼吸系统等，刮痧疗法不但适用于疾病的治疗，还适用于疾病的预防和保健。

禁忌证

有出血倾向的疾病	忌用本法治疗或慎用本法治疗。如血小板减少性疾病，过敏性紫癜、白血病等，不宜用泻法刮疗，宜用补法或平补、平泻手法刮疗
危重病症	如急性传染病、重症心脏病等，应立即住院观察治疗
新发生的骨折患部	不宜刮痧，须待骨折愈合后方可在患部刮痧。外科手术疤痕处亦应在两个月以后方可进行刮痧。恶性肿瘤患者手术后疤痕部位慎用
传染性皮肤病	疖肿、痈疮、瘢痕、溃烂、传染性皮肤病及皮肤上不明原因的包块等，不宜直接在病灶部位刮拭
孕妇、妇女经期	禁刮下腹部及三阴交穴、合谷穴、足三里穴等穴位。且刮拭手法宜轻，用补法

刮痧提示

　　年老体弱者、妊娠妇女的腹部、妇女经期下腹部、女性面部，及空腹者忌用大面积泻法刮拭。对刮痧恐惧或过敏者，忌用本法。

◉ 适应证

呼吸系统疾病	感冒、咳嗽、哮喘、气管炎、肺炎、支气管扩张等
消化系统疾病	胃痛、呕吐、呃逆、吐酸、腹痛、便秘、泄泻、痢疾、急性胃炎、胃肠神经官能症、胆道感染、肠道激惹综合征等
泌尿系统疾病	淋证、癃闭、阳痿、遗精、疝气、泌尿系统感染、尿失禁、膀胱炎等
神经系统疾病	头痛、眩晕、失眠、坐骨神经痛、三叉神经痛、神经衰弱等
心脑血管系统疾病	心悸、高血压等
妇产科疾病	月经不调、痛经、经闭、崩漏、带下、妊娠恶阻、胎位不正、滞产、胎衣不下、产后缺乳、产后血晕、产后腹痛、产后发热、产后恶露不净、急性乳腺炎、乳腺增生、更年期综合征等
儿科疾病	小儿惊风、小儿疝气、小儿积滞、小儿疳积、小儿顿咳、小儿发热、小儿夜啼、小儿尿床、小儿腮腺炎、小儿鹅口疮、小儿口疮、小儿虫病等
五官疾病	牙痛、咽喉肿痛、耳鸣、耳聋、急性鼻炎、失音、目赤肿痛、近视、斜视、针眼、眼睑下垂等
运动系统疾病	落枕、腱鞘炎、腕管综合征、网球肘、肩周炎、肋间神经痛、急性腰扭伤、腰肌劳损、梨状肌综合征等
美容、美体疾病	肥胖症、脱发、毛囊炎、痤疮、雀斑、黄褐斑、面瘫、斜颈、神经性皮炎、冻疮、皲裂、湿疹、扁平疣、银屑病等
其 他	水肿、中暑等

第六节　刮痧的注意事项

刮痧前要选择一个好的环境，空气清新，温度适宜，不可在有过堂风的地方刮痧。

◎ 刮痧时限与疗程

◆一般每个部位刮20次左右，以病人能耐受或出痧为度。

◆每次刮拭时间以20～25分钟为宜。

◆初诊时间不宜过长，手法不宜过重，不可一味追求出痧。第二次刮痧应间隔5～7日后或患处无痛感时再实施，直到患处清平无斑块，病症自然痊愈。

◆通常连续做7～10次为1个疗程，间隔10日再进行下1个疗程。

◎ 刮痧的注意要点

◆选择舒适的体位，以利于刮拭和防止晕刮。

◆刮痧工具要严格消毒，防止交叉感染。刮拭前须仔细检查刮痧工具有无破损，以免刮伤皮肤。

◆勿在病人过饥、过饱及过度紧张时刮痧。

◆要用力均匀，以能耐受为度，出痧为止。

◆不可一味追求出痧而用重手法或延长刮痧时间。

◆刮痧使汗孔开泄，邪气外排，要消耗体内部分的津液，故刮痧后宜饮温水一杯，休息片刻。

◆刮痧后，为避免风寒之邪侵袭，须待皮肤毛孔闭合恢复原状后方可洗浴，一般约刮痧后3小时。

服药过多者，特别服用激素类药物不易出痧；肥胖者与肌肉丰满的人不易出痧；阴经较阳经不易出痧；室温低时不易出痧。

第七节　痧与痧象

　　一般刮拭后半小时左右，皮肤表面的痧点会逐渐融合成片，刮痧后24～48小时出痧表面的皮肤触摸时有痛感或自觉局部皮肤有热感，这些都属于正常反应。几天后即可恢复正常。

◎ 常见的痧象

　　刮拭后出现红色、紫黑色的瘀斑，紫色或绛色的密密麻麻的一片疹子，同时伴有不同程度的敏感疼痛。如果通过刮痧，出现痧色由浅变深，分布由分散到集中，阳性反应物由柔软到坚硬等现象，表示病情加重；反之，病情向愈。

◎ 通过痧象看健康

　　刮痧的诊断主要是根据痧的颜色、形态变化，直观地了解病变的部位病情的轻重及病势的进退。如痧的部位浅，颜色鲜红，分布分散，痧点柔软，敏感区疼痛感轻，则病情轻，体内毒素产生得少；反之，痧的部位深，颜色紫红，分布集中，痧点坚硬，敏感区疼痛感重，则病情重，体内毒素产生得多。

轻度刮痧	痧象颜色鲜红、光泽度好，提示热证、急性炎症，或血脉瘀滞，病程短，病情轻。出痧部位与皮肤其他部位高度基本持平
中度刮痧	痧象呈紫红色提示经脉瘀滞时间较长，有血瘀证。出痧部位与皮肤持平，或略高于其他部位
重度刮痧	痧象呈紫黑色或青黑色，提示有血瘀证，且病程长。若出痧部位疼痛反应明显，提示有亚健康状态或者该部位经脉瘀滞时间长，瘀滞程度重。出痧部位呈青黑色，有一个或多个包块，或出现面积较大的乌青色斑片状，明显高于其他部位，多为重度痧象

第八节　刮痧的操作要领

　　一般原则是由上而下、由内到外、由左到右的顺序进行刮拭。每个部位一般先刮阳经，后刮阴经。头部由上到下直刮，或从内到外横刮。肩胛部由上到下，或从内到外横刮。背腰部、胸腹部由上到下，从内到外；上下肢由上而下；面部、胸胁部由内到外斜刮。均直接在人体体表、经络线上多次按同一方向刮拭，至皮肤出现痧痕为止。

◎ 头部的刮法

❶ 从前到后：头部两侧的刮痧方向是由头维穴刮拭至下鬓角处，沿耳上发际向后下方刮至后发际处。

❷ 从头顶到前额：头顶部的刮痧方向是以百会穴为界，头顶前部由头顶向前额发际处刮拭，都是由左至右刮拭。

❸ 从上到下：刮拭头后部要从头顶正中开始到后发际的方向，刮拭力度、次数和前头部一致。

❹ 从内到外：整个头部的刮痧也可采取以百会穴为中心，向四周呈放射状刮拭。

面部的刮痧顺序

面部的刮痧顺序应由内向外按肌肉走向刮拭。前额部、面颊部是由正中线向两侧水平刮拭，眼周和口周则沿着眼（口）轮匝肌由内向外刮拭。面部出痧有碍美观，因此刮痧手法需轻柔，忌大力、大面积刮拭。

面部刮痧后，血液循环加快，此时敷上面膜，疗效会更好。面膜使用前应稍微温热一下，以免太凉而刺激皮肤。

背部的刮痧顺序

背部的刮痧顺序是由上向下刮拭。

颈部的刮痧顺序

颈部的刮痧顺序是后脑发际处沿肌肉走行向两侧肩峰处刮拭。

刮痧提示

背部正中线刮拭时手法应轻柔，用补法，不可用力过大，以免伤及脊椎。可用刮板棱角点按棘突之间，背部两侧可视病人体质、病情选用补泻手法，用力要均匀，中间不要停顿。

◎ 胸部的刮痧顺序

❶ 从上到下：刮拭胸部正中线，从天突穴经膻中穴向下刮至鸠尾穴。用刮板角部自上而下刮拭。刮拭胸部正中线用力要轻柔，用刮板棱角沿肋间隙刮拭。乳头处禁刮。

❷ 从内到外：刮拭胸部两侧，从正中线由内向外刮，先左后右，用刮板整个边缘由内向外沿肋骨走向刮拭。

◎ 腹部的刮痧顺序

❶ 从上到下：刮拭腹部正中线，从鸠尾穴刮至曲骨穴。

❷ 从内到外：刮拭腹部两侧，从幽门穴刮至日月穴。

四肢的刮痧顺序

刮拭四肢时，遇关节部位不可强力重刮。对下肢静脉曲张、水肿的患者应从下向上刮拭。皮肤如有感染、破溃、痣瘤等，刮拭时应避开。急性骨关节创伤、挫伤之处不宜刮痧，但在康复阶段，刮痧可加快康复。

❶ 上肢内侧：刮拭上肢内侧部，由上向下刮拭。

❷ 上肢外侧：刮拭上肢外侧部，由上向下刮，在肘关节处可作停顿。

❸ 下肢背侧：刮拭下肢背侧部，由上向下刮，在膝关节腘窝处可作停顿。

❹ 下肢外侧：刮拭下肢外侧部，从上向下刮，从环跳穴至膝阳关穴，由阳陵泉穴至悬钟穴。

第九节　经络、穴位是什么

经络学说是中医理论基础的核心之一，已经有数千年的历史。通过科学地刮拭经络和穴位部，可调和气血运行，调理脏器，达到疏经活络、促进新陈代谢的作用。

◎ 经络是人体内纵横的网络

中医认为，经络的功能主要有4方面沟通表里上下，联系脏腑器官；通行气血，濡养脏腑组织；感应传导；调节脏腑器官的功能活动。经络作为人体气血运行的通道，能将营养物质输送到全身各组织脏器，使脏腑组织得以营养，筋骨得以濡润，关节得以通利。经络是经脉和络脉的统称，"经"有"路径"的意思，是主要路径，存在于机体内部，可贯穿上下、沟通内外；"络"则是支路，存在于机体表面，它遍布全身。在经脉上有"经穴"，一般称作"穴位"。经穴是"气"的出入部位，它通过经络，连接体表和内部。经络主要包括十二经脉、奇经八脉、十五络脉、十二经别、十二经筋、十二皮部等。

◎ 按摩常用的十四条经脉

手三阴经	手太阴肺经、手厥阴心包经、手少阴心经
足三阴经	足太阴脾经、足厥阴肝经、足少阴肾经
手三阳经	手阳明大肠经、手少阳三焦经、手太阳小肠经
足三阳经	足阳明胃经、足少阳胆经、足太阳膀胱经
奇经八脉	督脉 、任脉

穴位是经气出入的部位

　　穴位，中医称之为"腧穴"，是指人体脏腑经络之气输注出入体表的特殊部位，是针灸、按摩、拔罐等疗法的施术部位。穴位并不只是体表的点，而是与内部脏腑密切联系、相通的。穴位既可以从内向外地反映病痛，又可以从外向内地接受刺激。所以说，穴位既是疾病的反应点，又是临床治疗的刺激点。

经　穴	"经穴"又称为"十四经穴"，分布于十二经脉和任、督二脉，是穴位的主要组成部分
奇　穴	"奇穴"又称经"经外奇穴"，是未归入十四经脉，但有穴名和明确定位及治疗作用的穴位
阿是穴	"阿是穴"又名"不定穴""天应穴""压痛点"，既没有具体名称，又没有固定位置，以病痛局部或与病痛有关的压痛或缓解点为穴

穴位的作用特点

近治作用	腧穴均具有治疗其所在部位局部及邻近组织、器官病症的作用。这是腧穴主治作用中最基本的特点，也是所具有的共同特点
远治作用	腧穴有治疗其远隔部位的脏腑、组织器官病症的作用。十二经脉中位于四肢肘膝关节以下的经穴，远治作用尤为突出，如合谷穴不仅能治疗手部局部病症，还可治疗本经经过的头面部病症
特殊作用	某些腧穴具有双向良性的调整作用和相对的特异治疗作用。双向良性调整作用，是指同一腧穴对机体的不同病理状态，起到不同的治疗作用。如内关穴可以治疗心动过缓，又可以治疗心动过速

第十节　取穴方法

　　选定需要的穴位之后，如何找到这个穴位呢？这就需要掌握取穴的方法。常用的取穴法有以下几种：

◎ 根据体表标志定穴

　　人体上有一些具有标志性的部位，可以作为取穴时的参考。要找到某个穴位时，只要用眼睛、手指对比一下，就可以准确地找到穴位。比较常见的是我们可以用五官、毛发的边缘、手指、脚趾、乳头及骨关节处的凸起和凹陷来定位。如印堂穴是在两眉连线的正中，膻中穴是在两乳头连线的正中间，天枢穴在肚脐旁边2寸（约三指宽）的位置，而大椎穴是在俯首时最高的第7颈椎棘突下，用手指就可以摸到。

印堂穴是在两眉连线的正中

膻中穴是在两乳头连线的正中间

天枢穴在肚脐旁边2寸

大椎穴是在俯首时最高的第7颈椎棘突下

根据手指长度定穴

中医学上称为"同身寸"，就是用被按摩者的手指作为标准来度量取穴的位置。

❶ 被按摩者本人拇指中节的宽度为1寸。

❷ 被按摩者本人中指中节屈曲时，手指内侧两端横纹头之间的宽度为1寸。

❸ 被按摩者本人示指、中指、无名指、小指并起来，其中间宽度为3寸。

简便取穴法

　　利用简便易行的方法取穴。如两耳尖直上与头顶正中线交点取百会穴；拇指向示指靠拢，虎口处肌肉隆起最高点取合谷穴；两虎口自然平直交叉，示指尖所抵达处取列缺穴；屈膝，掌心盖住膝关节髌骨，手指垂直向下（示指紧靠在小腿胫骨前嵴外缘），中指尖所达之处取足三里穴等。

百会

合谷

办公室一族，在工作中长期处于一个姿势，颈、腰、背、手腕等部位过度劳损，常感觉酸胀、疼痛，更有数据表明，办公室一族中发病率最高的是颈椎病。刮痧能很好地改善局部微循环，舒筋活血，对各种肩颈背部不适有非常好的疗效。繁忙的工作后，不妨试试刮痧，让累了一天的身体彻底放松下吧。

第二章
办公室一族
常见病的刮痧疗法

第一节　慢性胃炎

慢性胃炎是指不同病因引起的胃黏膜慢性炎症或萎缩性病变，发病率在各种胃病中居首位。慢性胃炎可分为浅表性、萎缩性、肥厚性三种。慢性胃炎患者常有上腹疼痛、饱胀、嗳气等表现，也可有反酸、胃灼热感、恶心呕吐、食欲不振、乏力等症状。有胃黏膜糜烂的患者可有呕血或柏油样便，长期少量出血可引起贫血。

选穴取穴

脾俞
胃俞
期门
中脘
足三里
三阴交

期门

中脘

脾俞
胃俞

足三里

三阴交

⌘ 刮痧方法 ⌘

脾俞
胃俞

❶

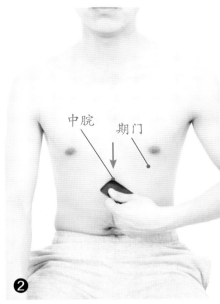

中脘　期门

❷

❶ 腰背部：沿足太阳膀胱经走行，由上往下刮拭，重点刮拭脾俞、胃俞穴。

❷ 腹部：点按或刮拭期门、中脘穴。

❸❹ 下肢：沿足阳明胃经走行，由上而下刮拭。重点刮拭足三里穴，点按或刮拭三阴交穴。

足三里

❸

三阴交

❹

第二节　胃神经官能症

胃神经官能症，即胃肠道功能紊乱，通常患者的病程较长，反复或持续发作。本病患者以青壮年为多，且以女性为主。患者的主要临床表现为胃肠道的症状，表现为神经性呕吐、神经性嗳气（吞气症）和神经性厌食等，并常有反酸、恶心、剑突下灼热感、食后饱胀、上腹不适或疼痛等症状。

选穴取穴

肝俞
胃俞
中脘
内关
神门
足三里

肝俞
胃俞

中脘

内关
神门

足三里

～≋ 刮痧方法 ≋～

肝俞
胃俞
①

中脘
②

足三里
③

内关
神门
④

❶ 腰背部：沿足太阳膀胱经走行，自上而下由肝俞穴刮拭至胃俞穴，重点加强肝俞、胃俞穴的刮拭。

❷ 腹部：沿腹部正中线，自上而下刮拭上腹部，重点加强中脘穴的刮拭。

❸ 小腿前外侧：沿足阳明胃经自上而下刮拭，重点刮拭足三里穴。

❹ 腕部：自上而下刮拭腕部，重点刮拭内关、神门穴。

第三节　颈椎病

颈椎病是因颈椎及其周围组织（如椎间盘、周围韧带）发生病变而引起颈椎椎管或椎间孔变形、狭窄，进而刺激、压迫颈部脊髓、神经根，并引起相应临床症状的疾病。颈椎病患者的主要表现为颈肩持续性酸痛或阵发性剧烈疼痛、头晕头痛、上肢麻木等。

选穴取穴

风池
天柱
大椎
肩中俞
肩井
肩外俞
外关
合谷
血海
足三里
局部阿是穴

大椎
天柱
肩中俞
肩井
肩外俞
风池
外关
合谷
血海
足三里

∽ 刮痧方法 ∾

风池
天柱
肩中俞
肩外俞
肩井

❶

合谷
外关

❷

足三里
血海

❸

❹

❶ 颈肩部：沿颈侧肌肉走行，由风池穴刮拭至肩外俞穴，重点加强风池、天柱、大椎、肩中俞、肩井、肩外俞穴的刮拭。

❷ 上肢：分别刮拭或点按外关、合谷穴。

❸ 下肢：沿足太阴脾经走行，自上而下刮拭至膝关节上方，重点加强血海穴的刮拭。沿足阳明胃经走行，由外膝眼自上而下刮拭，重点加强足三里穴的刮拭。

❹ 局部阿是穴：刮拭或点按局部阿是穴。

第四节　网球肘

网球肘，即肱骨外上髁炎，是指手肘外侧肌腱发炎疼痛，多因反复屈伸肘腕关节及前臂旋前旋后而导致。患者多数发病缓慢，初期只感到肘关节外侧酸困和轻微疼痛，后期手不能用力握物，用力抓握或提举物体时感到患部疼痛。患者肘关节伸屈不受影响，但前臂旋转活动时疼痛，而屈肘、前臂旋后位时疼痛缓解。

选穴取穴

大椎
少海
尺泽
曲池
手三里
合谷
外关
局部阿是穴

大椎

曲池
手三里

外关

合谷

少海
尺泽

刮痧方法

大椎

❶

少海

尺泽

❷

曲池

手三里

❸

外关

❹

合谷

❺

❻

❶颈部：用刮痧板的圆角点按大椎穴。

❷❸❹上肢：沿手阳明大肠经和手少阳三焦经走行，自肘关节向腕关节刮拭，重点加强曲池、手三里、外关穴的刮拭。用刮痧板的圆角点按尺泽、少海穴。

❺手部：用刮痧板的圆角点按合谷穴。

❻局部阿是穴：用刮痧板的圆角点按局部阿是穴。

第五节 腕管综合征

腕管综合征是由于腕管内的容积减少或压力增高，使行经腕管的正中神经受到压迫而引起手指麻木、疼痛、无力为主要表现的综合征。一般患者的桡侧3~4个手指麻木、疼痛，夜间或清晨较明显，活动或甩手后可减轻。

曲池
手三里
支沟
外关
合谷

曲泽
郄门
内关
大陵

刮痧方法

曲池

❶

手三里

❷

合谷

❸

外关　　支沟

❹

曲泽

郄门

内关

大陵

❺

❶❷❸ 上肢：沿手阳明大肠经走行，自上而下由曲池穴经手三里穴刮拭至合谷穴，重点加强曲池、手三里、合谷穴的刮拭。

❹ 小臂外侧：沿手少阳三焦经走行，自上而下由支沟穴刮拭至外关穴，重点加强支沟、外关穴的刮拭。

❺ 小臂内侧：沿手厥阴心包经走行，自上而下由曲泽穴经郄门、内关穴刮拭至大陵穴，重点加强曲泽、郄门、内关、大陵穴的刮拭。

第六节 失 眠

失眠是指无法入睡，或无法保持睡眠状态。失眠患者的表现除入睡困难外，还有不能熟睡，睡眠时间减少，早醒、醒后无法再入睡，多梦，等。失眠会引起疲劳、反应迟缓、头痛、注意力不集中等表现，严重的失眠患者还会导致神经衰弱、抑郁、焦虑等功能性疾病。

选穴取穴

百会
风府
风池
天柱
大椎
肩井
风门
身柱
心俞
肾俞
曲泽
内关
劳宫

～ 刮痧方法 ～

百会

❶

风府

大椎

身柱

❷

风池

肩井

❸

天柱

风门

心俞

肾俞

❹

曲泽

内关

劳宫

❺

❶❷❸头部及颈肩部：沿督脉走行，自上而下由百会穴经风府、大椎穴刮拭至身柱穴，重点加强百会、风府、大椎、身柱穴的刮拭。沿足少阳胆经走行，由风池穴刮拭至肩井穴。

❹背部：沿足太阳膀胱经走行，自上而下由天柱穴刮拭至肾俞穴，重点加强天柱、风门、心俞、肾俞穴的刮拭。

❺上肢：沿手厥阴心包经走行，由曲泽穴向腕部方向刮拭，经内关穴刮拭至劳宫穴，重点加强曲泽、内关、劳宫穴的刮拭。

第七节　头　痛

头痛是一种常见症状。导致头痛的原因很多，既可因严重疾病而伴发，也可因情绪紧张、休息不足等原因诱发。中医将头痛分为外感头痛（感受风寒而致）与内伤头痛（内在病邪而致）两种。头痛的范围常局限于头颅上半部，包括眉弓、耳轮上缘和枕外隆突连线以上部位。

百会
完骨
天柱
风池
太阳
头维
外关
曲池
合谷
列缺
血海
阴陵泉
三阴交

∽⊗ 刮痧方法 ⊗∽

完骨

风池

天柱

百会

❶

头维

太阳

❷

曲池

列缺

外关

合谷

❸

血海

阴陵泉

三阴交

❹

❶ 头部及颈肩部：用刮痧板的圆角点按百会穴。沿枕部自上而下向肩部刮拭，重点加强完骨、风池、天柱穴的刮拭。

❷ 头部：用刮痧板的圆角分别点按头维、太阳穴。

❸ 上肢：沿前臂后侧自上而下刮拭，由曲池穴经外关穴刮拭至合谷穴，重点加强曲池、外关、列缺、合谷穴的刮拭。用刮痧板的圆角点按列缺穴。

❹ 下肢：沿足太阴脾经走行，自上而下由血海穴刮拭至阴陵泉穴，重点加强血海、阴陵泉穴的刮拭。另按揉三阴交。

第八节 神经衰弱

神经衰弱是由于大脑长期处于紧张状态而导致的神经兴奋与抑制功能失调的神经功能性障碍。多发于青壮年，尤其以脑力劳动者及学生群体多见。患者易兴奋、易激动、易疲劳，常有失眠、头痛、抑郁、注意力涣散、记忆力减退和情感障碍等表现。

选穴取穴

百会
风池
天柱
足三里
三阴交

百会
风池
天柱
足三里
三阴交

⌒⌒ 刮痧方法 ⌒⌒

❶❷头部及颈部：用刮痧板的圆角点按百会穴。沿项部肌肉走行，自上而下刮拭，重点加强风池、天柱穴的刮拭。

❸小腿前外侧：沿足阳明胃经走行，由外膝眼自上而下刮拭，重点加强足三里穴的刮拭。

❹小腿内侧：沿足太阴脾经走行，自上而下刮拭至足内踝上方，重点加强三阴交穴的刮拭。

随着年龄的增长，父母也在一点点老去，身体免疫力也在下降。而刮痧是一种无不良反应的绿色疗法，扶正祛邪，调理气血，十分适合老年人使用。作为儿女，为父母刮痧，轻松调理父母的身体，给父母一个健康的晚年，这是儿女的一份孝心。

第三章

中老年
常见病的刮痧疗法

第一节　高血压

高血压是以体循环动脉血压增高为主要临床特征，并伴有血管、心、脑、肾等器官病理性改变的全身性疾病，常伴有头晕、头痛、眼花、耳鸣、烦躁、失眠，严重者可致左心衰竭、脑出血、高血压脑病、肾衰竭、视网膜出血等。

选穴取穴

百会
天柱
曲池
内关
风市
足三里

❧ 刮痧方法 ❧

百会

❶

天柱

❷

曲池

内关

❸

风市

足三里

❹

❶头部：用刮痧板的圆角点按百会穴。

❷背部：沿足太阳膀胱经走行，自上而下由天柱穴刮拭至腰背部，重点加强天柱穴的刮拭。

❸上肢：沿手厥阴心包经走行，自上而下由肘部刮拭至腕部，重点加强曲池、内关穴的刮拭。

❹下肢：分别点按或刮拭风市、足三里穴。

第二节　糖尿病

糖尿病是由于胰岛素分泌缺陷和(或)胰岛素作用缺陷引起的，以慢性高血糖伴糖类、脂肪和蛋白质的代谢障碍为特征的代谢性疾病。其可造成眼、肾脏、心脏、血管和神经系统等多种器官的慢性损害、功能障碍和衰竭。

选穴取穴

膏肓
脾俞
三焦俞
肾俞
中脘
水分
气海
阳池
足三里

中脘
水分
气海

膏肓
脾俞
三焦俞
肾俞
阳池

足三里

刮痧方法

膏肓

脾俞

三焦俞 肾俞

❶

中脘

水分

气海

❷

阳池

❸

足三里

❹

❶ 腰背部：沿足太阳膀胱经走行，自上而下由膏肓穴刮拭至肾俞穴，重点加强膏肓、脾俞、三焦俞、肾俞穴的刮拭。

❷ 腹部：沿任脉走行，自上而下由中脘穴刮拭至气海穴，重点加强中脘、水分、气海穴的刮拭。

❸ 上肢：用刮痧板的圆角点按或刮拭阳池穴。

❹ 下肢：用刮痧板的圆角点按或刮拭足三里穴。

第三节　偏　瘫

　　偏瘫指脑血管疾病及时治疗无生命危险而留有肢体功能障碍的病症，表现为意识清醒，可有发音不清、吞咽不利、上下肢运动障碍、半身瘫痪、关节强直和肌肉萎缩等。

天柱
心俞
肝俞
肾俞
曲池
手三里
合谷
秩边
阳陵泉
足三里
悬钟

∽ 刮痧方法 ∾

天柱

❶

心俞

肝俞

肾俞

❷

秩边

❸

曲池

手三里

合谷

❹

阳陵泉

足三里

悬钟

❺

❶❷❸颈背部：沿足太阳膀胱经走行，自上而下由天柱穴刮拭至秩边穴，重点加强天柱、心俞、肝俞、肾俞、秩边穴的刮拭。

❹上肢：沿手阳明大肠经走行，自上而下由曲池穴刮拭至合谷穴，重点加强曲池、手三里、合谷穴的刮拭。

❺下肢：沿足少阳胆经走行，自上而下刮拭至悬钟穴，重点加强阳陵泉、悬钟穴的刮拭。用刮痧板的圆角点按或刮拭足三里穴。

第四节　冠心病

冠心病是冠状动脉粥样硬化使管腔狭窄或阻塞，导致心肌缺血、缺氧而引起的心脏病。40岁以上的中老年人、妇女绝经后发病率较高。常见有心电图改变，偶有心悸、胸闷、心前区疼痛、心烦易怒、失眠等症，急性发作时胸骨后或心前区剧痛，向左肩臂放射，大汗淋漓，呼吸困难，心律失常，心力衰竭，甚至猝死。

膻中
巨阙
心俞
内关
丰隆

⮂ 刮痧方法 ⮀

心俞

❶

膻中
巨阙

❷

❶ 背部：沿足太阳膀胱经走行，自心俞穴向下刮拭，重点加强心俞穴的刮拭。

❷ 胸部：沿任脉走行，自上而下由膻中穴刮拭至巨阙穴，重点加强膻中、巨阙穴的刮拭。

❸ 上肢：用刮痧板的圆角点按或刮拭内关穴。

❹ 下肢：用刮痧板的圆角点按或刮拭丰隆穴。

内关

❸

丰隆

❹

第五节　心绞痛

心绞痛是冠状动脉供血不足，心肌发生急剧的、暂时性的缺血、缺氧所致的病症。常因劳累、激动、遇寒、饱餐等因素诱发，表现为发作时突然胸骨后压榨性疼痛，可放射至心前区与左上肢内侧等部位，休息或含服硝酸甘油制剂可迅速缓解，伴有心跳加快、出冷汗、呼吸困难等。

选穴取穴

厥阴俞
心俞
神堂
天突
膻中
巨阙
三阴交
太溪

天突
膻中
巨阙
三阴交
太溪

厥阴俞
神堂
心俞

∽ 刮痧方法 ∽

❶

❷

❶背部：沿足太阳膀胱经走行，自上而下由厥阴俞穴刮拭至神堂穴，重点加强厥阴俞、心俞、神堂穴的刮拭。

❷胸部：沿任脉走行，自上而下由天突穴刮拭至巨阙穴，重点加强天突、膻中、巨阙穴的刮拭。

❸❹下肢：沿小腿自上而下由三阴交穴刮拭至太溪穴，重点加强三阴交、太溪穴的刮拭。

❸　　　　❹

第六节　脑动脉硬化

　　脑动脉硬化指动脉粥样硬化、小动脉硬化、变性所引起的全脑组织改变和神经功能障碍，多见于50岁以上的人，男性多于女性，与经常喝酒或合并糖尿病、高血压、高脂血症有关。表现有头痛、眩晕、记忆力减退、喜怒无常、失眠、耳鸣、肢体麻木、反应迟钝，甚则痴呆。

四神聪
百会
风池
大椎
风门
心俞
脾俞
神门
合谷
风市
足三里

∽ 刮痧方法 ∽

四神聪
百会
风池
❶

大椎
风门
心俞
脾俞
❷

合谷
神门
❸

风市
足三里
❹

❶ 头部：用刮痧板的圆角分别点按百会、四神聪、风池穴。

❷ 背部：沿脊柱自上而下刮拭，由大椎穴刮拭至脾俞穴，重点加强大椎、风门、心俞、脾俞穴的刮拭。

❸ 上肢：用刮痧板的圆角分别点按或刮拭神门、合谷穴。

❹ 下肢：用刮痧板的圆角分别点按或刮拭风市、足三里穴。

第七节　慢性腹泻

慢性腹泻是指腹泻持续或反复出现2个月以上。慢性腹泻既可以由消化系统之外的疾病（如甲亢、糖尿病）或消化系统器官的疾病（如肝胆、胰腺疾病）导致，也可因肠功能紊乱引起。慢性腹泻常表现为大便次数增多，便稀，甚至带黏冻、脓血。

选穴取穴

脾俞

肾俞

大肠俞

中脘

天枢

足三里

脾俞
肾俞
大肠俞
中脘
天枢
足三里

❧ 刮痧方法 ❧

❶ 腰背部：沿足太阳膀胱经走行，由上至下分别刮拭脊柱两侧，重点加强脾俞、肾俞、大肠俞穴的刮拭。

❷ 腹部：沿腹部中线心口窝自上而下刮拭至脐周，重点刮拭中脘、天枢穴。

❸ 下肢：沿足阳明胃经走行，由外膝眼自上而下刮拭，重点刮拭足三里穴。

刮痧提示

腰背部循行的经脉有督脉和膀胱经，因此腰背部刮痧有以下保健作用：

1. 治疗腰背疼痛、肩部疼痛、下肢疼痛。

2. 预防和治疗感冒、咳嗽、发热、食欲不振、胃痛、便秘、胸胁胀痛、肝郁气滞等症，调节脏腑功能。

3. 保护脊柱，缓解骨关节疾病。改善脊柱两侧肌肉、韧带的不平衡，消除不合理的受力，避免或减缓骨关节疾病的发展，延缓脊椎退化。

第八节　便　秘

便秘是指排便次数减少和粪便干燥难解。一般每周排便少于】3次，或进食后48小时未能排出，或每天一次但是感觉排便困难、排便不净、排便不畅等，都是便秘。便秘主要分肠蠕动能力降低，如过度肥胖、年老体弱、怀孕而导致的功能性便秘，以及消化道结构改变，如肠道肿瘤、肠粘连等导致的器质性便秘两种。

大肠俞

小肠俞

关元

天枢

腹结

足三里

公孙

刮痧方法

大肠俞
小肠俞

❶

天枢
腹结
关元

❷

❶ 腰部：沿足太阳膀胱经走行，由上而下刮拭，重点刮拭大肠俞、小肠俞穴。

❷ 腹部：围绕脐周，由上而下刮拭，重点加强天枢、腹结、关元穴的刮拭。

❸ 下肢：沿足阳明胃经走行，由外膝眼自上而下刮拭，重点加强足三里穴的刮拭。

❹ 足部：点按或刮拭公孙穴。

❸　足三里

公孙

❹

第九节 痔 疮

痔疮是指直肠末端及肛门黏膜下的静脉丛发生曲张而形成的静脉团，根据位置的不同，可分为内痔、外痔和混合痔三种。痔疮患者有大便出血、疼痛、直肠坠痛、肿物脱出、流出分泌物、肛门及肛周肌肤出血瘙痒等症状。

选穴取穴

百会
肾俞
长强
孔最
足三里

刮痧方法

百会

❶

肾俞

长强

❷

❶ 头部：用刮痧板的圆角点按百会穴。

❷ 腰骶部：沿脊柱由上而下刮拭，重点加强肾俞、长强穴的刮拭。

❸ 上肢：点按或刮拭孔最穴。

❹ 下肢：点按或刮拭足三里穴。

孔最

❸

足三里

❹

第十节　肩周炎

　　肩关节周围炎简称为肩周炎，指肩关节及其周围的滑囊、肌腱、韧带等组织的慢性特异性炎症。特点是肩部产生疼痛，夜间为甚，逐渐加重，肩关节活动功能受限，而且日益加重。

中府 天柱

肩井
天宗
肩贞

魄户
膏肓
谚语
膈关

曲池

刮痧方法

❶ 颈肩部：沿颈肩部肌肉走行，自上而下由天柱穴刮拭至肩井穴，重点加强天柱、肩井、中府穴的刮拭。

❷ ❸ 肩背部：沿背部正中线，自上而下刮拭两侧肩胛及足太阳膀胱经，重点加强魄户、膏肓、谚谚、膈关、天宗、肩贞穴的刮拭。

❹ 上肢：用刮痧板的圆角点按或刮拭曲池穴。

第十一节　腰肌劳损

腰肌劳损是腰骶部肌肉、韧带、筋膜等软组织的慢性损伤。本病好发于中老年人，腰部或腰骶部酸痛或肿痛，反复发作，也可在劳累后或气候变化如阴雨天气时加重，缠绵不愈。

选穴取穴

风府
水沟
膈俞
肝俞
命门
志室
关元

水沟　风府

膈俞
肝俞

命门　志室

关元

∽ 刮痧方法 ∼

❶

❷

❸

❹

❶枕部：用刮痧板的圆角点按或刮拭风府穴并向下刮拭。

❷面部：用刮痧板的圆角点按水沟穴。

❸腰背部：沿脊柱自上而下刮拭，由膈俞穴刮拭至命门穴，重点加强膈俞、肝俞、命门、志室穴的刮拭。

❹腹部：用刮痧板的圆角点按或刮拭关元穴。

第十二节　风湿性关节炎

风湿性关节炎典型表现为多发性关节炎，多对称性地累及膝、踝、肩、腕、肘、髋等大关节，关节局部红肿热痛。疼痛在关节间游移不定，亦可同时累及几个关节。受累关节不化脓，有时可波及手、足小关节及脊柱关节。

选穴取穴

大椎

膈俞

肝俞

脾俞

曲泽

委中

局部阿是穴

❧❦ 刮痧方法 ❦❧

大椎

膈俞

肝俞

脾俞

❶

曲泽

❷

委中

❸

❹

❶背部：沿脊柱自上而下刮拭，由大椎穴刮拭至腰部，重点加强大椎、膈俞、肝俞、脾俞穴的刮拭。

❷上肢：用刮痧板的圆角点按或刮拭曲泽穴。

❸下肢：用刮痧板的圆角点按或刮拭委中穴。

❹局部阿是穴：用刮痧板的圆角分别刮拭阿是穴。

第十三节　尿频、尿失禁

尿频指排尿次数增多的现象，即成人每日排尿次数多于8次，或夜间排尿次数多于2次，且每次排出尿量少于200毫升。尿失禁是指丧失排尿的自控能力，尿液不自主地流出。导致尿频的原因较多，包括神经精神因素、病后体虚、患寄生虫病等。尿失禁则是由于膀胱括约肌损伤或神经功能障碍导致。

尺泽

大赫

关元

中极

肾俞

曲泉

三阴交

刮痧方法

肾俞

❶

关元
中极
大赫

❷

尺泽

❸

曲泉
三阴交

❹

❶腰部：沿足太阳膀胱经走行，由上向下刮拭，重点刮拭肾俞穴。

❷腹部：围绕脐部由上而下刮拭，重点加强关元、中极、大赫穴的刮拭。

❸上肢：点揉或刮拭尺泽穴。

❹下肢：点揉或刮拭曲泉、三阴交穴。

第十四节　耳　聋

耳聋是指不同程度的听力下降，轻则耳失聪敏、听声不远或闻声不真，重则听力消失。

选穴取穴

听会
翳风
肝俞
肾俞
中渚
侠溪

听会

翳风

肝俞

肾俞

中渚

侠溪

刮痧方法

听会

翳风

❶

肝俞

肾俞

❷

❶ 头部：用刮痧板的圆角点按或刮拭听会、翳风穴。

❷ 背部：沿足太阳膀胱经走行，自上而下由肝俞穴刮拭至肾俞穴，重点加强肝俞、肾俞穴的刮拭。

❸ 上肢：用刮痧板的圆角点按或刮拭中渚穴。

❹ 下肢：用刮痧板的圆角点按侠溪穴。

中渚

❸

侠溪

❹

第十五节　耳　鸣

耳鸣指耳内自觉有声，鸣响不止，甚或妨碍听觉的一种疾病。常见病因如药物中毒、急性传染病、噪声损伤、颅脑外伤及老年性耳聋等。

少海

角孙

头窍阴

耳门

听宫

听会

翳风

太冲

太溪

～ 刮痧方法 ～

❶ 翳风

听宫　　耳门

听会

❷

角孙

❸ 头窍阴

少海

❹

太溪

❺

太冲

❻

❶❷❸耳部：用刮痧板的圆角围绕耳郭刮拭，重点加强翳风、听会、听宫、耳门、角孙、头窍阴穴的刮拭。

❹上肢：用刮痧板的圆角刮拭少海穴。

❺❻下肢：用刮痧板的圆角分别点按或刮拭太溪、太冲穴。

第十六节 白内障

白内障指晶状体由于年龄因素、眼部疾患、先天因素和外伤等原因引起混浊的统称，其中以老年因素引起的发病率最高。临床表现为早期自觉眼前有固定不动的黑点，或如蝇飞蚊舞，或如隔轻烟薄雾，多先患一眼，继则两眼俱病，可随晶状体混浊的状态进展，视力障碍逐渐加重，最后仅有光感。

瞳子髎

翳风

风池

肝俞

光明

∽ 刮痧方法 ∽

瞳子髎

❶

翳风

❷

风池

❸

肝俞

❹

光明

❺

❶ 眼部：用刮痧板的圆角点按瞳子髎穴。

❷❸ 头部：用刮痧板的圆角分别点按或刮拭翳风、风池穴。

❹ 背部：沿足太阳膀胱经走行，自上而下刮拭肝俞穴上下，重点加强肝俞穴的刮拭。

❺ 下肢：刮拭光明穴。

第十七节　青光眼

青光眼又称"青盲"，是以眼球内压增高为主症的眼部疾病，也是致盲率最高的眼病之一。临床上分为原发性青光眼、继发性青光眼和先天性青光眼。

选穴取穴

阳白
攒竹
鱼腰
睛明
丝竹空
瞳子髎
太阳
承泣
四白
印堂
上星
百会
翳明
风池
大椎

∽ 刮痧方法 ∾

❶

❷

❶ 眼部：用刮痧板的圆角围绕眼眶刮拭，重点加强睛明、攒竹、鱼腰、阳白、丝竹空、瞳子髎、太阳、承泣、四白穴的刮拭。

❷ 耳周：用刮痧板的圆角点按或刮拭翳明、风池穴。

❸❹ 头颈部：沿督脉走行，由印堂穴经上星、百会穴向颈部刮拭至大椎穴。

❸

❹

第十八节 高脂血症

高脂血症指血清中胆固醇和甘油三酯含量增高的异常状态，并可引起一些严重危害人体健康的疾病，如动脉粥样硬化、冠心病等，该病在中老年人群中发病率高。

选穴取穴

心俞
脾俞
胃俞
三焦俞
膻中
中庭
郄门
内关
足三里
丰隆

膻中
中庭
郄门
内关
足三里
丰隆

心俞
脾俞
胃俞
三焦俞

∞ 刮痧方法 ∞

心俞

脾俞

三焦俞　胃俞

❶

膻中

中庭

❷

郄门

内关

❸

丰隆

足三里

❹

❶ 背部：沿背部两侧足太阳膀胱经由上而下刮拭，重点刮拭心俞、脾俞、胃俞、三焦俞穴。

❷ 胸部：沿任脉，由上而下刮拭胸部膻中穴至中庭穴，重点刮拭膻中穴和中庭穴。

❸ 上肢：沿手厥阴心包经，自上而下由郄门穴刮拭到内关穴，重点刮拭郄门穴和内关穴。

❹ 腿部：由上而下刮拭腿部足三里穴至丰隆穴，再用刮痧板圆角点依次点按足三里、丰隆穴。

第十九节 哮喘

哮喘是一种常见病、多发病，哮喘急性发作时，若抢救不及时可能会致命。哮喘严重影响患者的日常工作和生活，因此对于哮喘要积极治疗和控制。除了就医诊治外，刮痧也可以很好地辅助治疗哮喘。

选穴取穴

大椎
定喘
肺俞
天突
膻中
中府
曲池
列缺

天突
中府
膻中
列缺

定喘
大椎
肺俞
曲池

❧ 刮痧方法 ❧

定喘　大椎　肺俞

❶

天突　中府　膻中

❷

曲池　列缺

❸

❶ 背部：由上而下，刮拭大椎、定喘、肺俞穴，刮拭时速度宜缓慢。

❷ 胸部：自上而下，由天突穴刮拭至膻中穴，另重点刮拭中府穴。

❸ 上肢：自肘横纹向腕横纹刮拭，重点加强曲池、列缺穴的刮拭。

刮痧提示

　　哮喘患者刮痧时，一定要保持室内空气清新，夏季避免风扇或者凉风直接吹到刮拭部位，冬季要做好室内保暖措施，避免患者感受外邪。

第二十节　脑卒中后遗症

脑卒中后遗症患者常表现为患侧肢体麻木、瘫痪、口眼㖞斜、言语不利、生活不能自理、大小便障碍等。脑卒中后遗症的康复除了进行适当的功能锻炼，也可以刮痧辅助治疗康复。

选穴取穴

阳白
攒竹
承泣
地仓
颊车
大椎
腰阳关
支沟
外关
风市

大椎

腰阳关

支沟
外关

阳白
攒竹
承泣
颊车
地仓

风市

刮痧方法

攒竹
阳白
承泣
颊车
地仓

❶

大椎
腰阳关

❷

❶ 面部：用刮痧板的圆角点按阳白、承泣、地仓、颊车穴，另刮拭攒竹穴。

❷ 背部：沿督脉循行，自上而下由大椎穴刮拭至腰阳关穴。

❸ 上肢：由支沟穴向外关穴刮拭，重点加强支沟、外关穴的刮拭。

❹ 下肢：沿足少阳胆经走行，由上往下刮拭，重点刮拭风市穴。

外关
支沟

❸

风市

❹

女性的健康需要呵护，痛经、乳腺增生、更年期综合征，这些问题常常困扰着女性。现在只需要一个刮痧板，每天坚持对症刮痧，既可以促进新陈代谢，排出毒素，改善血液循环，又可以疏通经络，减轻疼痛，所以刮痧能帮助女性内外兼修，治疗疾病、美容养颜两不误。

第四章
女性常见病的刮痧疗法

第一节　膀胱炎及尿道炎

膀胱炎是多种原因引起的膀胱炎症性疾病，临床主要表现为尿频、尿急、尿痛、排尿不畅、下腹部不适等膀胱刺激症状。尿道炎是尿道的感染性炎症，多表现为排尿时痒涩，尿道口灼热痛，尿液混浊、脓性，少数患者有血尿。

刮痧方法

膀胱俞
肾俞
次髎

❶

京门

❷

❶ 腰背部：沿足太阳膀胱经走行，自上而下由肾俞穴刮拭至次髎穴，重点加强肾俞、膀胱俞、次髎穴的刮拭。

❷ 背部：用刮痧板的圆角点按或刮拭京门穴及阿是穴。

❸ 腹部：由上而下刮拭，重点加强气海、中极、水道穴的刮拭。

❹ 下肢：用刮痧板的圆角点按或刮拭三阴交穴。

气海
中极
水道

❸

三阴交

❹

第二节 乳腺炎

乳腺炎是细菌侵入乳腺和乳腺管组织而引起的急性化脓性感染疾病。以乳房红肿为特征。初起时乳房结块、肿胀疼痛、排乳困难、恶寒头痛、全身不适，如不及时治疗则高热不退、局部跳痛，半个月左右形成脓肿，脓出后热退肿消。

选穴取穴

肩井

天宗

天突

膻中

足三里

天突

膻中

肩井

天宗

足三里

∽ 刮痧方法 ∽

肩井

天宗

❶ 颈肩部：沿两侧颈部肌肉走行，自上而下由后发际处刮拭至肩峰，重点加强肩井穴的刮拭。

❷ 肩背部：沿手太阳小肠经走行，自上而下刮拭天宗穴上下部位，重点加强天宗穴的刮拭。

❸ 胸部：沿任脉走行，自上而下由胸部上缘刮拭至心口窝，重点加强天突、膻中穴的刮拭。

❹ 下肢：用刮痧板的圆角刮拭足三里穴。

天突

膻中

足三里

第三节　乳腺增生

乳腺增生是一种乳腺组成成分增生性疾病，既非炎症，亦非肿瘤，是内分泌功能紊乱使乳腺结构不正常的一种妇女常见病。表现为乳房肿块，多见双侧，也可见于一侧，肿块大小不等，局限于乳房一部分或分布于整个乳房，与皮肤不粘连，经前乳房胀痛。

选穴取穴

肩井
天宗
肝俞
膻中
膺窗
乳根

肩井
天宗
肝俞
膺窗
膻中
乳根

刮痧方法

肩井

天宗

肝俞

膺窗
乳根
膻中

❶ 肩部：沿两侧颈部肌肉走行，自上而下由后发际处刮拭至肩峰，重点加强肩井穴的刮拭。

❷❸ 背部：沿手太阳小肠经走行，自上而下刮拭，重点加强天宗穴的刮拭。沿足太阳膀胱经走行，自上而下刮拭，重点加强肝俞穴的刮拭。

❹ 胸部：沿足阳明胃经走行，自上而下由膺窗穴刮拭至乳根穴，重点加强膺窗、乳根穴的刮拭。沿任脉走行，自上而下由胸部上缘刮拭至心口窝，重点加强膻中穴的刮拭。

第四节　月经不调

月经不调指月经周期、经量、经色等异常改变，并伴有其他症状，常见的有月经先期、月经后期或先后不定期。

选穴取穴

脾俞
肾俞
气海
血海
足三里
三阴交
太冲

脾俞
肾俞

气海
血海
足三里
三阴交
太冲

❧ 刮痧方法 ❧

❶

❷

❶ 腰背部：沿足太阳膀胱经走行，自上而下由脾俞穴刮拭至肾俞穴，重点加强脾俞、肾俞穴的刮拭。

❷ 下腹部：刮拭气海穴。

❸ 下肢：分别刮拭血海、足三里、三阴交穴。

❹ 足背：用刮痧板的圆角点按或刮拭太冲穴。

❸

❹

第五节　痛　经

　　凡在经期前或在行经期间发生周期性腹痛，痛引腰骶，甚至昏厥，以至于影响生活和工作，统称为痛经。原发性痛经指生殖器官无明显器质性病变，常发生在月经初潮或初潮后不久，多见于未婚、未孕妇女，往往经生育后自行缓解或消失；继发性痛经指生殖器官有器质性病变。本节刮痧疗法主要针对原发性痛经。

∽ 刮痧方法 ∽

三焦俞
肾俞
次髎

❶

膀胱俞　胞肓

❷

气海
气穴
关元
中极

❸

血海

三阴交

❹

❶❷腰骶部：沿脊柱，自上而下由三焦俞穴刮拭至次髎穴，重点加强三焦俞、肾俞、次髎穴的刮拭。用刮痧板的圆角分别点按膀胱俞、胞肓穴。

❸下腹部：沿腹部正中线，自上而下由肚脐刮拭至耻骨上缘，重点加强气海、关元、气穴、中极穴的刮拭。

❹下肢：用刮痧板的圆角分别点按或刮拭血海、三阴交穴。

第六节　经行头痛

经行头痛是指经前或经期头痛、头晕、神疲、心悸、少寐、乏力等症状。

选穴取穴

上星
百会
风池
太阳
中极
合谷
三阴交
太冲

刮痧方法

❶❷❸头部：用刮痧板的圆角分别点按或刮拭上星、百会、风池、太阳穴。

❹下腹部：刮拭中极穴。

❺手部：用刮痧板的圆角点按合谷穴。

❻下肢：用刮痧板的圆角点按或刮拭三阴交穴。

❼足部：用刮痧板的圆角点按或刮拭太冲穴。

第七节 经行乳房胀痛

经行乳房胀痛是指行经前或经期中，出现乳房发胀作痛，甚或乳头疼痛，触衣加剧。

选穴取穴

肓门
屋翳
膻中
乳根
期门
中脘
内关
三阴交
太冲

肓门

屋翳

膻中

乳根

期门

中脘

内关

三阴交

太冲

～ 刮痧方法 ～

❶

❷

❸

❹

❺

❶ 腰背部：沿脊柱两侧，自上而下刮拭，重点加强肓门穴的刮拭。

❷❸ 胸部：沿足阳明胃经走行，自上而下由屋翳穴刮拭至期门穴，重点加强屋翳、乳根、期门穴的刮拭。沿任脉走行，自上而下由膻中穴刮拭至中脘穴，重点加强膻中、中脘穴的刮拭。

❹ 下肢：用刮痧板的圆角点按或刮拭三阴交穴。

❺ 足部：用刮痧板的圆角分别点按或刮拭太冲穴。

第八节　经行泄泻

经行泄泻是指每次行经之前，周期性出现以泄泻、日行数次、经净自止为主要表现的月经病。患者大便溏薄，严重者甚至便质清稀如水，便次增多，小腹有胀痛或冷痛感。

选穴取穴

脾俞
肾俞
命门
神阙
气海
关元
阴谷
足三里
三阴交

脾俞
命门
肾俞
神阙
气海
关元
阴谷
足三里
三阴交

刮痧方法

脾俞
命门
肾俞

❶

神阙
气海
关元

❷

足三里

❸

阴谷
三阴交

❹

❶腰背部：沿脊柱，自上而下由脾俞穴刮拭至命门穴，重点加强脾俞、肾俞、命门穴的刮拭。

❷腹部：沿任脉走行，自上而下由神阙穴刮拭至关元穴，重点加强气海、关元穴的刮拭。

❸❹下肢：用刮痧板的圆角分别点按或刮拭阴谷、足三里、三阴交穴。

第九节　盆腔炎

盆腔炎是盆腔生殖器官及周围结缔组织、盆腔腹膜发生的炎症。急性期表现为高热寒战，下腹疼痛，白带增多、呈脓性、有臭味，泌尿道受压或受刺激性症状及腹泻或便秘；慢性期表现为下腹隐痛及下坠，腰骶疼痛，经前或经期加重，白带增多，精神不振，低热，甚至不孕等。

膈俞

肾俞

中髎

气海

关元

血海

阴陵泉

三阴交

行间

～∞ 刮痧方法 ∞～

膈俞

肾俞

中髎

❶

气海

关元

❷

三阴交

血海 阴陵泉

❸

行间

❹

❶ 腰背部：沿足太阳膀胱经走行，自上而下由膈俞穴刮拭至中髎穴，重点加强膈俞、肾俞、中髎穴的刮拭。

❷ 下腹部：沿任脉走行，自上而下由肚脐刮拭至耻骨上缘，重点加强气海、关元穴的刮拭。

❸ 下肢：沿足太阴脾经走行，自上而下由血海穴刮拭至三阴交穴，重点加强血海、阴陵泉、三阴交穴的刮拭。

❹ 足背：用刮痧板的圆角点按或刮拭行间穴。

第十节　不孕症

　　不孕症指育龄妇女有正常的性生活又未避孕，同居两年仍未能受孕的疾病，包括原发性不孕（婚后从未有妊娠）和继发性不孕（婚后曾有妊娠者），主要因素有排卵障碍和输卵管的问题，还需排除生殖系统的先天性生理缺陷和畸形。

选穴取穴

肾俞

次髎

胞肓

关元

子宫

地机

三阴交

肾俞

胞肓

次髎

关元

子宫

地机

三阴交

◈ 刮痧方法 ◈

❶

❷

❶❷ 腰背部：沿脊柱两侧，自上而下由肾俞穴刮拭至次髎穴，重点加强肾俞、次髎穴的刮拭。用刮痧板的圆角点按胞肓穴。

❸ 下腹部：分别刮拭关元、子宫穴。

❹ 下肢：沿足太阴脾经走行，自上而下由地机穴刮拭至三阴交穴，重点加强地机、三阴交穴的刮拭。

❸

❹

第十一节 白带异常

白带异常指阴道分泌物增多，连绵不断。一般在经期前后或妊娠期间白带量可能略多，属生理现象。若白带过多且有异味，并伴有腰膝酸痛等症状则属病态。

选穴取穴

气海俞
大巨
关元
中极
地机
三阴交

✂ 刮痧方法 ✂

气海俞

❶

关元 大巨

中极

❷

❶ 腰背部：沿脊柱两侧，自上而下由气海俞穴刮拭至尾骨，重点加强气海俞穴的刮拭。

❷ 下腹部：沿腹部正中线，自上而下由肚脐刮拭至耻骨上缘，重点加强大巨、关元、中极穴的刮拭。

❸❹ 下肢：沿足太阴脾经走行，自上而下由地机穴刮拭至三阴交穴，重点加强地机、三阴交穴的刮拭。

地机

❸

三阴交

❹

第十二节　子宫脱垂

子宫的正常位置位于盆腔中央，呈前倾前屈位，子宫底平耻骨联合，子宫颈平坐骨棘。子宫脱垂，是指子宫从正常位置沿阴道下降，子宫颈外口达坐骨棘以下，甚至脱出阴道口。中医称为阴挺。

选穴取穴

百会
大椎
至阳
命门
腰阳关
膻中
中脘
气海
关元
曲骨
子宫
阴陵泉
三阴交
太冲

❀ 刮痧方法 ❀

❶

❷

❸

❹

❶ 头部及颈肩部：沿督脉走行，自上而下由百会穴刮拭至大椎穴，重点加强百会、大椎穴的刮拭。

❷ 背部：沿脊柱，自上而下由大椎穴刮拭至腰阳关穴，重点加强督脉的至阳、命门、腰阳关穴的刮拭。

❸ 胸腹部：沿任脉走行，自上而下由膻中穴刮拭至曲骨穴，重点加强膻中、中脘、气海、关元、曲骨穴的刮拭。另重点刮拭子宫穴。

❹ 下肢：沿小腿肌肉走行，自上而下由阴陵泉经三阴交刮拭至太冲穴，重点加强阴陵泉、三阴交、太冲穴的刮拭。

第十三节　更年期综合征

　　更年期综合征，是指妇女由于卵巢功能的退行性改变、月经逐渐停止来潮进入绝经期所出现的一系列内分泌失调和自主神经功能紊乱证候。主要表现为经行紊乱，面部潮红，易出汗，烦躁易怒，精神疲倦，头晕耳鸣，心悸失眠，甚至情志异常。有的还伴有尿频、尿急、食欲不振等，可延续2～3年之久。

百会
风池
大椎
肩井
心俞
肝俞
命门
肾俞
腰阳关
膻中
中脘
气海
关元
阴陵泉
三阴交
太冲

∞ 刮痧方法 ∞

❶ 头部及颈肩部：沿督脉走行，自上而下由百会穴刮拭至大椎穴，重点加强百会、大椎穴的刮拭。沿颈部由风池穴刮拭至肩井穴，重点加强风池、肩井穴的刮拭。

❷ 背部：沿脊柱，自上而下由心俞穴刮拭至腰阳关穴，重点加强督脉的命门、腰阳关穴和足太阳膀胱经的心俞、肝俞、肾俞的刮拭。

❸ 腹部：沿任脉走行，自上而下由膻中穴刮拭至关元穴，重点加强膻中、中脘、气海、关元穴的刮拭。

❹ 下肢：沿小腿肌肉走行，自上而下由阴陵泉经三阴交刮拭至太冲穴，重点加强阴陵泉、三阴交、太冲穴的刮拭。

第十四节　产后缺乳

产后乳汁分泌量少或全无，不能满足喂哺婴儿的需要，称为产后缺乳。产后缺乳多与乳腺发育不良，或分娩出血过多，或授乳方法不正确，或过度疲劳，或恐惧、心情不愉快等因素有关。

膻中
天溪
乳根

气海

关元

曲骨

肝俞

脾俞

ᜒᜒ 刮痧方法 ᜒᜒ

❶ 背部：沿足太阳膀胱经走行，自上而下刮拭，重点刮拭肝俞、脾俞穴。

❷ 胸部：沿任脉走行，自上而下刮拭胸骨部位，重点刮拭膻中穴。然后再由内向外刮拭，重点加强天溪、乳根穴的刮拭。

❸ 腹部：沿任脉走行，自上而下由气海穴刮拭至曲骨穴，重点加强气海、关元、曲骨穴的刮拭。

刮痧提示

　　由于分娩会造成产妇的身心极度劳累，所以分娩后的第一件事就是让产妇美美地睡一觉。睡足之后，应吃些营养高且易消化的食物，同时要多喝水，以促进身体迅速恢复及保证乳量充足。

男性忙于事业，忙于养家，常常是透支自己的健康来奋斗。久而久之，各种常见病也威胁到了男性的健康。强壮的体魄是男性的标志，拥有良好的健康资本，才能更好地拼搏。刮痧作为一种省时、省力的自助疗法，特别适合男性朋友们使用，经常刮拭可缓解疲劳、治病强身，事业和健康两不误。

第五章

男性常见病的刮痧疗法

第一节　急性前列腺炎

　　急性前列腺炎是指前列腺因非特异性细菌感染所致的急性炎症，是成年男性的常见病。心理压力过大、尿液刺激、感染、性生活过度、骑自行车、久坐不动等因素都可导致急性前列腺炎。患者的主要表现为尿急、尿频、尿痛和尿道脓性分泌物，严重时可伴腹股沟牵涉痛或肾绞痛。

选穴取穴

肾俞

气海俞

膀胱俞

中极

会阴

后溪

足三里

三阴交

行间

中极

肾俞
气海俞
膀胱俞
后溪

足三里
三阴交
行间
会阴

刮痧方法

气海俞——
肾俞
膀胱俞

❶

后溪

❸

足三里
三阴交

❹

中极

❷

行间

❺

❶ 腰骶部：沿足太阳膀胱经走行，自上而下由肾俞穴刮拭至膀胱俞穴，重点加强肾俞、气海俞、膀胱俞穴的刮拭。

❷ 下腹部：用刮痧板的圆角点按中极、会阴穴。

❸ 手部：刮拭或点按后溪穴。

❹ 下肢：分别刮拭或点按足三里、三阴交穴。

❺ 足部：刮拭或点按行间穴。

第二节　慢性前列腺炎

　　慢性前列腺炎可由急性前列腺炎迁延反复而致，是男性常见病之一。患者常表现有尿道刺激症状，如尿频，尿急，排尿时尿道灼热、有黏液或脓性分泌物。患者还常有局部症状，如后尿道、会阴和肛门处坠胀不适、久坐胀痛等，疼痛可向尿道和会阴部之外放射，以下腰痛最常见。

选穴取穴

肾俞
志室
气海
关元
中极
大赫
会阴
后溪
血海

◇◈◇ 刮痧方法 ◇◈◇

肾俞
志室

❶

气海
关元
中极
大赫

❷

后溪

❸

血海

❹

❶ 腰部：沿足太阳膀胱经走行刮拭腰部，重点刮拭肾俞、志室穴。

❷ 下腹部：沿腹部正中线刮拭肚脐周围，重点加强气海、关元、中极、大赫穴的刮拭。用刮痧板的圆角点按会阴穴。

❸ 手部：刮拭或点按后溪穴。

❹ 下肢：刮拭或点按血海穴。

第三节　阴囊湿疹

阴囊湿疹是发生于阴囊皮肤的常见湿疹，偶可延及肛周或阴茎。患者的主要自觉症状是阴囊皮肤剧烈瘙痒，有弥漫性发红、肿胀，可同时出现小丘疹或水疱。

选穴取穴

肾俞
阴陵泉
三阴交
太冲

肾俞

阴陵泉

三阴交

太冲

刮痧方法

肾俞

❶

❶ 腰部：沿足太阳膀胱经走行，自上而下刮拭，重点加强肾俞穴的刮拭。

阴陵泉

三阴交

❷

❷ 下肢：沿足太阴脾经走行，自上而下由阴陵泉穴刮拭至三阴交穴，重点加强阴陵泉、三阴交穴的刮拭。

太冲

❸

❸ 足部：用刮痧板的圆角点按太冲穴。

刮痧提示

　　阴囊湿疹患者不要穿过紧的内裤，内裤要及时换洗。本病忌搔抓、摩擦、也不宜应用热水、盐水、碘酒，只要保证不抓痒、不刺激皮肤，配合刮痧，即可好转。

第四节 遗 精

遗精是指未发生性交而精液自行泄出，分为生理性和病理性。生理性遗精多见于青壮年人，遗精间隔时间较长，量较多，较黏稠，遗精时阴茎勃起功能正常，不伴有其他症状。病理性遗精多见于中老年人或身体虚弱的人，遗精次数频繁、量少、清稀，遗精时阴茎勃起障碍或不能勃起，遗精后伴有精神疲惫、腰膝酸软等症状。

选穴取穴

百会
大椎
至阳
命门
腰阳关
腰俞
气海
关元
中极
曲骨
足三里
涌泉

刮痧方法

百会

大椎

至阳

❶

命门

腰阳关

腰俞

❷

❶❷头部及腰背部：沿督脉走行，自上而下由百会穴刮拭至腰俞穴，重点加强百会、大椎、至阳、命门、腰阳关、腰俞穴的刮拭。

❸腹部：沿任脉走行，自上而下由气海穴刮拭至曲骨穴，重点加强气海、关元、中极、曲骨穴的刮拭。

❹下肢：用刮痧板的圆角点按或刮拭足三里、涌泉穴。

气海

关元

中极

曲骨

❸

足三里

涌泉

❹

第五节 阳 痿

　　阳痿，又称勃起功能障碍，是指有性欲要求但阴茎不能勃起或勃起不坚、不能进行正常性行为的一种病症。阳痿可分为先天性和病理性两种，后者多见，而且治愈率较高。阳痿可因其他器官病变或全身性疾病导致，也可因为焦虑、急躁、疲劳等因素而发生。

选穴取穴

肾俞
八髎
关元
大赫
内关
神门
三阴交
太溪

关元　　大赫　　内关　　神门

太溪　　三阴交

肾俞　　上髎　　次髎　　中髎　　下髎　　八髎

～⊱ 刮痧方法 ⊰～

肾俞

上髎

次髎

中髎

下髎

❶

关元　　　大赫

❷

神门

内关

❸

三阴交

太溪

❹

❶ 背部：沿足太阳膀胱经走行，自上而下由肾俞穴刮拭至八髎穴中的下穴，重点加强肾俞、八髎穴的刮拭。

❷ 腹部：分别点按或刮拭关元、大赫穴。

❸ 上肢：沿前臂肌肉走行，自上而下刮拭，重点加强内关、神门穴的刮拭。

❹ 下肢：沿足少阴肾经走行，自上而下由三阴交穴刮拭至太溪穴，重点加强三阴交、太溪穴的刮拭。

孩子是父母的心头肉，孩子生了病，家长怎么办？随着人们对中医疗法的认可，刮痧已逐步走进了万千家庭，不打针、不吃药的纯绿色疗法，父母在家中就可以为孩子放心治病，且疗效显著。刮痧，借父母的双手还孩子一个健康的身体。

第六章

小儿常见病的刮痧疗法

第一节　小儿夜啼

夜啼系指新生儿或小儿因多种原因引起的夜间啼哭过于频繁而言，多见于3岁以内的婴幼儿。临床表现为夜间啼哭或哭闹不安。

身柱

中脘

足三里

身柱

中脘

足三里

∾ 刮痧方法 ∾

❶ 背部：沿督脉走行，自上而下刮拭身柱穴周围，重点加强身柱穴的刮拭。

❷ 腹部：沿任脉走行，自上而下刮拭中脘穴周围，重点加强中脘穴的刮拭。

❸ 下肢：沿足阳明胃经走行，自上而下刮拭足三里穴周围，重点加强足三里穴的刮拭。

刮痧提示

小儿夜间若喂食不足、尿布潮湿未及时更换、外部环境过冷或过热，都会引起小儿啼哭，但采取相应措施后，小儿则停止哭闹，这种属于不适引起的啼哭，家长应注意鉴别。

第二节　小儿营养不良

小儿营养不良是由于摄食不足或食物不能充分吸收利用，以致能量缺乏，不能维持正常代谢，迫使机体消耗自身组织，出现体重不增或减轻、生长发育停滞、脂肪逐渐消失、肌肉萎缩，临床表现为食欲减退、体重减轻、面黄肌瘦、遍身骨露、骨瘦如柴等症。

选穴取穴

大杼
身柱
中脘
足三里

刮痧方法

身柱　大杼

①

中脘穴

②

足三里

③

❶ 背部：沿脊柱，自上而下由大杼穴水平刮拭至身柱穴水平，重点加强大杼、身柱穴的刮拭。

❷ 腹部：沿任脉走行，自上而下刮拭中脘穴周围，重点加强中脘穴的刮拭。

❸ 下肢：沿足阳明胃经走行，自上而下刮拭足三里穴周围，重点加强足三里穴的刮拭。

▶ 刮痧提示 ◀

营养不良的儿童在刮痧时，应配合正确的饮食习惯。年龄较大的儿童可适当摄取肉、蛋、豆制品，补充足够的蔬菜。重视儿童体格锻炼，纠正不良卫生习惯，保证充足的睡眠。

第三节　小儿厌食

小儿厌食指小儿（其他急慢性疾病除外）较长时期食欲不振或食欲减退，甚至拒食的一种病症。长期厌食的患儿可产生营养不良、体重减轻、抗病力下降等症状，甚至影响生长和智力发育。

∽⌇ 刮痧方法 ⌇∽

脾俞

胃俞

中脘

章门

足三里

内庭

❶ 背部：沿足太阳膀胱经走行，自上而下由脾俞穴刮拭至胃俞穴，重点加强脾俞、胃俞穴的刮拭。

❷ 腹部：沿任脉走行，自上而下由心口窝刮拭至肚脐，重点加强中脘穴的刮拭。另刮拭两侧章门穴。

❸ 下肢：沿足阳明胃经走行，由膝部下方自上而下刮拭，重点加强足三里穴的刮拭。

❹ 足部：用刮痧板的圆角点按或刮拭内庭穴。

第四节　小儿泄泻

泄泻是以大便次数增多、粪质稀薄，甚至泻出水样便为主要特征的一种胃肠道疾病。临床表现为轻者便次不多，大便稀如糊状或蛋花样，稍有发热或不发热，无呕吐，饮食及精神状态尚可；重者则便次较频，每日次数可达十次或更多，常伴有呕吐、身热、精神萎靡或烦躁不安、口渴不止、尿量减少、四肢不温等症。

选穴取穴

身柱

大肠俞

天枢

足三里

身柱

大肠俞

天枢

足三里

～ 刮痧方法 ～

身柱

大肠俞

❶

❶ 腰背部：沿脊柱，自上而下由身柱穴刮拭至大肠俞穴，重点加强身柱、大肠俞穴的刮拭。

❷ 腹部：点按或刮拭天枢穴。

❸ 下肢：沿足阳明胃经走行，自上而下刮拭足三里穴周围，重点加强足三里穴的刮拭。

天枢

❷

足三里

❸

刮痧提示

适当控制小儿饮食，严重泄泻的小儿要暂时禁食。忌食油腻、生冷食物。每次大便后，家长要及时清洗小儿臀部，以防发生红臀。

第五节　腮腺炎

痄腮，又名"蛤蟆瘟"，现代医学称为"流行性腮腺炎"，是由风温邪毒引起的急性传染病。冬春季易于流行，5～9岁学龄儿童发病率较高。

刮痧方法

❶

❷

❶❷头面部：分别点按或刮拭率谷、角孙、耳和髎、颊车、风池穴。

❸头颈部：沿督脉走行，自上而下由百会穴刮拭至大椎穴，重点加强百会、风府、大椎穴的刮拭。

❹上肢：用刮痧板的圆角点按或刮拭外关穴。沿手阳明大肠经走行，自上而下由曲池穴刮拭至合谷穴，重点加强曲池、合谷穴的刮拭。

❸

❹

第六节　小儿面瘫

小儿面瘫是一种急性发作的单侧面神经周围性麻痹，常因受凉、过敏、病毒感染、中毒、代谢障碍、血循环障碍及隐性乳突炎等引起，表现为口眼喝斜，病侧面部表情肌瘫痪，进食时食物残渣常滞留于病侧的齿颊间隙内，并有口水流出。

阳白
太阳
听会
地仓
颊车
风池
合谷
内庭

太阳
阳白
听会
地仓
颊车
风池
合谷
内庭

刮痧方法

❶ 面部：用刮痧板的圆角分别点按或刮拭阳白、地仓穴。

❷ 头侧部：用刮痧板的圆角点按或刮拭太阳穴。沿下颌骨走行，自听会穴刮拭至颊车穴，重点加强听会、颊车穴的刮拭。

❸ 枕部：用刮痧板的圆角点按或刮拭风池穴。

❹ 手部：用刮痧板的圆角点按合谷穴。

❺ 足部：用刮痧板的圆角点按或刮拭内庭穴。

第七节 小儿惊厥

小儿惊厥是脑功能暂时紊乱所引起的一种运功障碍。临床表现为突然意识丧失，全身痉挛抽搐，部分患儿可呈强直性或局限性的抽搐；重者反复发作或呈持续状态，常因缺氧而致不可逆脑损伤。

⌘ 刮痧方法 ⌘

❶

❷

❸

❹

❶背部：刮痧板的圆角点按或刮拭大椎穴。

❷上肢：用刮痧板的圆角点按或刮拭曲池穴。

❸下肢：用刮痧板的圆角分别点按或刮拭阳陵泉、足三里穴。

❹足部：用刮痧板的圆角点按或刮拭太冲穴。

第八节　小儿肺炎

小儿肺炎常见于婴幼儿，病情危重，病死率高。常于冬、春季节及气候骤变或有流感流行时发生。临床表现为体温呈稽留热或不规则热型，咳嗽呈频发的连续性阵咳，呼吸困难，喘憋，鼻翼煽动，唇周发绀。

选穴取穴

肩井
身柱
肺俞
膻中
孔最
太渊

身柱
肩井
肺俞
膻中
孔最
太渊

刮痧方法

肩井

身柱　　肺俞

❶ 肩部：沿颈肩部肌肉走行，自上而下由后发际刮拭至肩峰，重点加强肩井穴的刮拭。

❷ 背部：沿脊柱自上而下刮拭，重点加强身柱、肺俞穴的刮拭。

❸ 胸部：用刮痧板的圆角点按或刮拭膻中穴。

❹ 上肢：沿手太阴肺经走行，自上而下由孔最穴刮拭至太渊穴，重点加强孔最、太渊穴的刮拭。

膻中

孔最

太渊

健康问题，一直备受关注。而刮痧在民间被广泛流传，自然有其独到的保健之法。诸如感冒、头痛等健康问题，刮一刮，推一推，统统扫光。中医讲究"未病先防"，经常刮痧不仅可以治疗疾病，对于预防疾病也有奇效。一本书，一块刮痧板，日常保健从刮痧做起。

第七章

日常保健刮痧法

第一节 感冒

　　感冒是人感受外邪，以发热恶寒、头身疼痛、鼻塞流涕、喉痒咳嗽为主要症状的疾病。一年四季都会发生。感冒属于自愈性疾病，即使不治疗，通常5～10天也会痊愈。

选穴取穴

风池
大椎
风门
肺俞
列缺
曲池
外关
阳溪
合谷

风池
大椎
风门
肺俞
列缺
曲池
外关
阳溪
合谷

刮痧方法

风池

大椎

❶

风门

肺俞

❷

列缺

❸

合谷

阳溪

外关

曲池

❹

❶ 枕部及颈肩部：用刮痧板较厚的边由上而下刮拭枕部及颈肩部，并由风池穴沿颈项部肌肉刮至背部，重点加强风池、大椎穴的刮拭。

❷ 背部：沿足太阳膀胱经走行，由上而下刮拭，重点刮拭风门、肺俞穴。

❸ 上肢内侧：沿手太阴肺经走行，重点刮拭列缺穴。

❹ 上肢外侧：沿手阳明大肠经走行，由肘外侧的曲池穴向下刮拭，重点加强曲池、外关、阳溪、合谷穴的刮拭。

第二节　鼻　衄

　　鼻衄，也称鼻出血，是一种常见症状，可由鼻部的局部原因导致，也可由全身性疾病导致。鼻衄可分为虚、实两类。实证多因肺、胃、肝火热，热迫血行，血溢脉外；虚证多因肝、肾阴虚，或因脾气虚弱、气不摄血导致。

选穴取穴

迎香
大椎
合谷
少商

迎香

大椎

合谷

少商

～ 刮痧方法 ～

①

❶ 面部：用刮痧板的圆角点揉迎香穴。

❷ 颈肩部：沿头部正中线，刮拭大椎穴。

❸ 手部：用刮痧板的圆角点揉合谷、少商穴。

②

③

刮痧提示

　　迎香穴在人体鼻翼外缘中点旁，鼻唇沟中间。刮痧或按摩迎香穴可有效地改善局部及其临近组织的血液循环，适用于鼻出血、口及呼吸道疾病。鼻塞时按揉迎香穴，也可以缓解鼻塞症状。

第三节　过敏性鼻炎

过敏性鼻炎是鼻腔黏膜的变应性疾病，分常发作和季节性两种。过敏性鼻炎患者有喷嚏、鼻痒、流涕、鼻塞、嗅觉暂时下降或者消失等常见症状，可伴有失眠、鼻窦炎、中耳炎、鼻出血等病症。

选穴取穴

印堂
迎香
肺俞
肾俞
气海
太渊

印堂
迎香
气海
肺俞
肾俞
太渊

⌇ 刮痧方法 ⌇

印堂

❶

迎香

❷

肺俞

肾俞

❸

气海

❹

太渊

❺

❶❷面部：用刮痧板的圆角分别点按印堂、迎香穴。

❸背部：沿足太阳膀胱经走行，由上而下自肺俞穴刮拭至肾俞穴，重点加强肺俞、肾俞穴的刮拭。

❹下腹部：沿任脉走行，由上而下刮拭脐下至耻骨上缘，重点加强气海穴的刮拭。

❺手部：分别点按或刮拭两侧太渊穴。

第四节　牙周炎

牙周炎是指牙齿周围组织的慢性炎症，是一种破坏性疾病，最终导致牙周袋的形成，使牙槽骨吸收和牙齿逐渐松动。牙周炎是导致成年人牙齿缺失的主要原因。牙周病患者常有牙龈萎缩的表现，出现为牙龈出血、牙龈边缘溢脓、口臭等症状。

大迎

内关

肾俞

合谷

三间

内庭

∽≈ 刮痧方法 ≈∽

大迎

❶

肾俞

❷

合谷

三间

❸

内庭

❹

❶ 面部：用刮痧板的圆角点揉大迎穴。

❷ 腰部：沿足太阳膀胱经走行，自上而下刮拭腰部脊柱两侧，重点刮拭肾俞穴。

❸ 手部：沿手阳明大肠经走行，自上而下刮拭手背虎口边缘，重点刮拭合谷、三间穴。

❹ 足部：刮痧板的圆角点揉内庭穴。

第五节 慢性扁桃体炎

慢性扁桃体炎是指扁桃体的慢性炎症，多由急性扁桃体炎反复发作或其他急性传染病导致。慢性扁桃体炎的主要症状是反复发作的咽痛，常有咽部不适、异物感、发干、发痒等感觉，并伴有刺激性咳嗽、口臭等症状。儿童慢性扁桃体炎可使患儿吞咽困难、说话含糊不清、呼吸不畅或睡眠时打鼾。

选穴取穴

颊车
天容
鱼际
合谷
足三里
太溪
照海

天容
颊车
鱼际
合谷
足三里
太溪
照海

⌘ 刮痧方法 ⌘

颊车

天容

❶

鱼际

❷

合谷

❸

足三里

❹

太溪　　　照海

❺

❶ 面部：沿下颌骨走行，由耳后向下、向前刮拭，重点刮拭颊车、天容穴。

❷❸ 手部：分别点揉或刮拭鱼际、合谷穴。

❹ 下肢：沿足阳明胃经走行，由髋关节向下刮拭至足踝，重点加强足三里穴的刮拭。

❺ 足部：沿足少阴肾经走行，在足内踝附近由上而下刮拭，重点刮拭太溪、照海穴。

第六节　胃脘痛

　　胃脘痛是指胃或心下区域的疼痛，为常见的症状，急慢性胃炎、胃十二指肠溃疡等都可导致胃脘痛，而情绪变化（如精神过度紧张）、饮食不规律、饱食后马上运动、食辣过度、饮酒过多、进食难消化的食物等都会导致胃脘痛。

选穴取穴

脾俞
胃俞
中脘
下脘
内关
足三里

脾俞
胃俞

中脘
下脘

内关

足三里

✺ 刮痧方法 ✺

❶

❷

❸

❹

❶ 背部：沿足太阳膀胱经走行，由上至下分别刮拭脊柱两侧，重点刮拭脾俞、胃俞穴。

❷ 腹部：沿腹部中线由上而下刮拭，重点加强中脘、下脘穴的刮拭。

❸ 上肢：点揉或刮拭内关穴。

❹ 下肢：沿足阳明胃经走行，重点刮拭足三里穴。

第七节 呃逆（膈肌痉挛）

膈肌痉挛，俗称打嗝儿，是由不自主的膈肌间歇性收缩导致的，临床上称之为呃逆。诱发的原因很多，如进食过快、食用生冷或辛辣的刺激性食物、吸入冷空气，或情志郁怒。轻者间断打嗝，重者可连续呃逆或呕逆，并伴有腹胀、腹痛，个别患者有小便失禁的情况。

选穴取穴

膈俞
天突
膻中
天枢
气海
内关

天突
膻中
气海
天枢
内关
膈俞

≪ 刮痧方法 ≫

膈俞

❶

天突

膻中

❷

❶背部：沿足太阳膀胱经走行，由上而下刮拭，重点刮拭膈俞穴。

❷❸胸腹部：沿任脉走行，由天突穴自上而下刮拭至膻中穴，重点加强天突、膻中穴。沿脐周围刮拭，重点加强天枢、气海穴的刮拭。

❹上肢：点按或刮拭内关穴。

天枢

气海

❸

内关

❹

第八节　慢性胆囊炎

慢性胆囊炎是指胆囊的慢性炎症病变，是胆囊的常见病，主要由细菌感染和胆固醇代谢失常引起。患者长期出现胆绞痛，即上腹部或右上腹疼痛。胆绞痛可放散到背部或右肩胛骨处，伴有恶心、呕吐、黄疸等症状。此外，患者常有腹胀、上腹或右上腹不适、胃灼热、嗳气、吞酸等症状，进食油炸或高脂的食物会使症状加剧。

选穴取穴

至阳
胆俞
阳纲
中脘
支沟
阳陵泉

刮痧方法

至阳
胆俞
阳纲

❶

中脘

❷

❶ 背部：自左向右刮拭至阳、胆俞、阳纲穴。

❷ 腹部：自左向右刮拭中脘穴。

❸ 上肢：点按或刮拭支沟穴。

❹ 下肢：沿足少阳胆经走行，由上往下刮拭，重点刮拭阳陵泉穴。

支沟

❸

阳陵泉

❹

第九节　甲　亢

甲亢，即甲状腺功能亢进，是一组由多种原因引起甲状腺激素分泌过多导致的内分泌疾病。甲亢患者容易出现激动、多言多动、失眠紧张、焦虑烦躁等精神问题，并有多食、消瘦、畏热、多汗等高代谢综合征表现。

选穴取穴

风池
风门
肾俞
人迎
天突
手三里

刮痧方法

风池

风门

肾俞

❶ 头部：沿足少阳胆经走行，由上往下刮拭，重点刮拭风池穴。

❷ 腰背部：沿足太阳膀胱经走行，由上往下刮拭，重点加强风门、肾俞穴的刮拭。

❸ 颈部：沿颈前正中线，由上往下刮拭，重点加强人迎、天突穴的刮拭。

❹ 上肢：沿手阳明大肠经走行，由上往下刮拭，重点刮拭手三里穴。

人迎

天突

❸

手三里

❹

第十节 肋间神经痛

肋间神经痛是指胸肋间或腹部带状区发生的经常性疼痛，并有发作性加剧。肋间神经痛多继发于胸椎的病变、肿瘤或损伤、强直性脊柱炎等疾病，或肋骨、纵隔、胸膜的病变。

膻中　神藏　天溪　尺泽　郄门　内关

大杼　风门　膈俞　肝俞　胆俞

刮痧方法

❶

❶ 背部：沿足太阳膀胱经走行，由大杼穴由上而下刮拭至胆俞穴，重点刮拭大杼、风门、膈俞、肝俞、胆俞穴。

❷ 胸部：沿任脉走向，自上而下刮拭胸骨部位，重点刮拭膻中穴。然后由内向外刮拭，重点刮拭神藏、天溪穴。

❸ 上肢：沿手厥阴心包经走行，自肘关节由上而下刮拭至腕部，重点刮拭尺泽、郄门、内关穴。

❷

❸

刮痧提示

膻中穴是胸部比较重要的一个穴位，位于两乳头连线的中点。心脏不适或头晕目眩时，可以按按膻中穴，这样可以提高心脏的工作能力，使症状得到缓解。

第十一节　慢性肝炎

慢性肝炎多由急性乙型肝炎、急性丙型肝炎迁延不愈而致，病程一般超过半年。慢性肝炎患者常有腹胀、肝区胀痛、食欲不振、饮食无味，或食后胃脘呆滞、厌恶油腻等表现，也可表现为四肢乏力、精神不振、懒动思睡等。久病患者可有肝掌、蜘蛛痣等特征表现。

期门　中脘

至阳　膈俞　肝俞　胆俞

蠡沟

阳陵泉　外丘

∾ 刮痧方法 ∾

❶

❷

❸

❹

❶ 背部：沿脊柱由上往下刮拭，重点刮拭至阳、膈俞、肝俞、胆俞穴。

❷ 腹部：分别点按或刮拭期门、中脘穴。

❸ 小腿外侧：沿足少阳胆经走行，由上往下经阳陵泉穴刮拭至外丘穴，重点加强阳陵泉、外丘穴的刮拭。

❹ 小腿内侧：沿足厥阴肝经走行，由上往下刮拭蠡沟穴。

第十二节　急性腰扭伤

　　急性腰扭伤是指腰部软组织（肌肉、韧带、筋膜等）的急性撕裂伤，多因突然遭受间接外力所致，如搬抬重物。急性腰扭伤多见于青壮年，患者主要表现为腰部不适或持续性剧痛，咳嗽、大声说话、呼吸等腹部用力活动时可致疼痛加重，严重者腰部僵硬、主动活动困难，不能行走和翻身。

水沟

腰阳关　　　肾俞

大肠俞

后溪

委中

承山

刮痧方法

水沟

❶

腰阳关　大肠俞
肾俞

❷

❶ 面部：用刮痧板的圆角点揉水沟穴。

❷ 腰部：沿脊柱由上往下刮拭，重点刮拭肾俞、腰阳关、大肠俞和局部阿是穴。

❸ 手部：点按或刮拭后溪穴。

❹ 下肢：沿足太阳膀胱经走行，由上往下自委中穴刮拭至承山穴，重点加强委中、承山穴的刮拭。

后溪

❸

委中

承山

❹

第十三节 中 暑

中暑是患者在高温环境下活动或劳动后出现大汗、发热、头晕、恶心、呕吐、胸闷等症状。患者在阴凉处短暂休息，并且补充水和盐后，症状会逐渐消失。中暑多发生于夏季，尤以产妇、老年人、素体虚弱者或有慢性病者多见。

选穴取穴

百会
水沟
膻中
内关
合谷

刮痧方法

百会

❶

水沟

❷

膻中

❸

内关

合谷

❹

❺

❶❷头部：点按百会穴、水沟穴。

❸胸部：由上而下刮拭膻中穴。

❹❺上肢：由上而下刮拭内关穴，点按合谷穴。

第十四节　亚健康

亚健康是介于健康与生病之间的状态，如果不及时调整，会成为很多疾病的前兆。现代中青年人生活节奏快、工作压力大、饮食结构不合理，再加上很少运动，因此很多人都处于亚健康的状态。如果此时使用保健刮痧疗法，可以及时调整身体状态，重回健康。

选穴取穴

百会
风池
肩井
大椎
膻中
上脘
中脘
建里
下脘
气海

百会
风池
肩井
大椎
膻中
上脘
中脘
建里
下脘
气海

刮痧方法

百会

❶

风池

大椎

肩井

❷

膻中

上脘

❸

中脘

下脘

建里

气海

❹

❶头部：用刮痧板的圆角点揉百会穴，再以百会穴为中心，向四周做放射状刮拭。

❷颈部：点按风池穴，并从风池穴沿颈部弧线刮拭至肩井穴，重点刮拭大椎穴。

❸❹胸腹部：沿任脉走行，由膻中穴刮拭至气海穴。重点加强膻中、上脘、中脘、建里、下脘、气海穴的刮拭。

第十五节 肥胖症

肥胖症是指摄入的能量超过了人体的需要，逐渐以脂肪的形式堆积在身体里，就形成了肥胖。肥胖不仅是健康的敌人，也是爱美女性的大敌。坚持刮痧，对想要局部减肥的人很有帮助，对各种原因造成的肥胖都有效果。

选穴取穴

脾俞
胃俞
肾俞
膻中
中脘
梁丘
足三里
三阴交

膻中
中脘

脾俞
胃俞
肾俞

梁丘
足三里
三阴交

刮痧方法

脾俞
胃俞
肾俞

❶

梁丘
足三里

❸

三阴交

❹

膻中
中脘

❷

❺

❶ 背部：沿两侧足太阳膀胱经走行，由上而下刮拭，脾俞、胃俞、肾俞穴重点加强刮拭。

❷ 胸腹部：沿任脉走行，自上而下刮拭，膻中、中脘穴重点加强刮拭。

❸❹ 下肢：刮拭一侧下肢的梁丘、足三里、三阴交穴，再刮拭另一侧。可以稍用力。

❺ 局部：若想要局部减肥，可以直接在局部进行刮痧。手法可稍用力，使力道透过皮肤传导至皮下。

刮痧美容是运用刮痧的方法，在人的面部或身体上进行刮拭，以改变人的容颜或形体。在刮拭过程中，利用具有"凉血"作用的刮痧板，刺激经络穴位，促进气血运行，增加细胞的营养和氧的供给，使细胞活化，从而达到延缓衰老、美化皮肤的目的。

第八章

刮痧美容法

第一节 祛皱养颜

　　坚持面部美容刮痧，可以让皮肤重新变得年轻，让肌肤充满活力。面部美容刮痧时手法应轻柔，刮至皮肤发热或红润即可。刮痧板运动的方向应与面部肌肉的走行方向一致。刮痧时可蘸清水或护肤霜，使皮肤保持湿润。刮痧后用热毛巾敷面片刻。

选穴取穴

印堂

耳和髎

下关

迎香

水沟

地仓

承浆

印堂

迎香

水沟

承浆

地仓

耳和髎

下关

∾ 刮痧方法 ∾

❶

❷

❸

❹

❶ 眼周：由印堂穴开始，围绕双眼眼眶做"∞"形刮拭。

❷ 面颊：由鬓角处的耳和髎穴向前下方刮拭至下颌的承浆穴，下关穴重点加强。

❸ 面部：由内眼角沿鼻梁向外下方刮拭，重点刮拭迎香穴。

❹ 口周：由地仓穴开始，围绕口唇刮拭，重点刮拭水沟、承浆穴。

第二节　塑造腰部曲线

腰部曲线是女性身体曲线中最富有变化的，也是女性美的核心。凹凸有致的腰部曲线，可以凸显女性的优美体形。

脾俞

胃俞

腰阳关

腰俞

膻中

中脘

关元

足三里

∽ 刮痧方法 ∽

脾俞
胃俞
腰阳关
腰俞

❶

膻中
中脘
关元

❷

足三里

❸

❶背部：由上而下自脾俞穴刮拭至腰俞穴，重点加强脾俞、胃俞、腰阳关、腰俞穴的刮拭。

❷胸腹部：沿任脉走行，自上而下刮拭，重点加强膻中、中脘、关元穴的刮拭。

❸下肢：重点刮拭足三里穴。

▸**刮痧提示**◂

　　对于干性或敏感性的皮肤，刮拭时手法应轻柔。平时要保持快乐、平稳的心情，也能促进皮肤光泽有弹性。

第三节　乌发、润发

乌发、润发是指改善头发干枯无光泽、发黄灰白的状况，使之乌黑有光泽。在正常的生理情况下，人到四五十岁后，头发会逐渐开始斑白，但刚刚进入中年，甚至是在青少年时期就出现白发，或者头发萎黄、干枯、灰白，则不正常。在刮痧期间，应注意劳逸结合，精神切勿紧张，戒烟酒，保证适当的锻炼和充足的睡眠。

选穴取穴

脾俞
肾俞
气海
关元
足三里
三阴交
太溪

脾俞
肾俞
气海
关元
足三里
三阴交
太溪

刮痧方法

脾俞

肾俞

❶

足三里

❸

三阴交

❹

气海 关元

❷

太溪

❺

❶背部：沿足太阳膀胱经走行，自上而下刮拭脾俞、肾俞穴。

❷腹部：沿任脉，自上而下，由气海穴刮拭至关元穴，重点刮拭气海、关元穴。

❸❹❺下肢：刮拭足三里、三阴交、太溪穴，以刮拭部位呈现紫红色痧点为度。

第四节　修身、美腿

不匀称的肌肉线条、皮肤下的脂肪堆积、各种原因的水肿，很多因素都会破坏腿部的曲线美。无论是肌肉腿、水肿腿，还是脂肪腿，都可以通过刮痧来改善。

选穴取穴

- 承扶
- 承山
- 血海
- 足三里
- 三阴交

血海

足三里

三阴交

承扶

承山

∽✠ 刮痧方法 ✠∾

承扶

足三里

❸

❶

承山

❷

血海

❹

三阴交

❺

❶❷下肢背侧：沿足太阳膀胱经走行，由上而下刮拭，重点刮拭承扶、承山穴。

❸下肢外侧：沿足阳明胃经走行，由上而下刮拭，重点刮拭足三里穴。

❹❺下肢内侧：沿足太阴脾经，由上而下刮拭，重点加强血海、三阴交穴的刮拭。

第五节　丰　胸

丰满的胸部是女性美的象征，优美的胸部轮廓能让女性展现出更加完美的身体曲线。正确的丰胸刮痧方法可以让胸部丰满、有弹性。在丰胸刮痧期间，应该多做一些胸部锻炼，如扩胸运动，来增强胸部肌肉，或者多做一些胸部按摩，配合丰胸刮痧效果更好。

选穴取穴

乳四穴
三阴交

❀ 刮痧方法 ❀

❶ 胸部：由内向外刮拭乳四穴，手法要轻柔。

❷ 下肢：点按或刮拭三阴交穴。

附录　常用穴位简易取穴

印　堂

两眉毛内侧端连线中点处即是。

素　髎

正坐或仰卧，面部鼻尖正中央即是。

攒　竹

皱眉，眉毛内侧端有一隆起处即是。

鱼　腰

直视前方，从瞳孔直上眉毛中即是。

迎　香

鼻翼外缘中点的鼻唇沟中即是。

水　沟

仰卧，面部人中沟上1／3处即是。

睛　明

在目内眦角稍内上有一凹陷处即睛明穴。

四　白

示指、中指伸直并拢，中指贴于两侧鼻翼，示指指尖所按处有一凹陷处即是。

百　会

正坐，两耳尖与头正中线相交处，按压有凹陷处即是。

承　泣

　　直视前方，瞳孔垂直线向下，眼眶边缘处即是。

太　阳

　　眉梢与目外眦连线中点向后1横指，触及一凹陷处即是。

颊　车

　　上下牙关咬紧时，隆起的咬肌高点，按之凹陷处即是。

下　关

　　闭口，示指、中指并拢，示指贴于耳垂旁，中指指腹处即是。

听　会

　　正坐，在耳屏下缘前方，张口时有凹陷处即是。

听　宫

　　微张口，在耳屏与下颌关节之间的凹陷处即是。

翳　风

　　正坐，将耳垂下压，所覆盖范围中的凹陷处即是。

风　池

　　正坐，在后头骨下两条大筋外缘陷窝中，与耳垂平齐处即是。

风　府

　　沿脊柱向上，入后发际上1横指处即是。

天　突

由喉结直下可摸到一凹窝，中央处即是。

中　脘

上腹部，人体正中线上，肚脐往上两个3横指处即是。

章　门

侧腹部，屈肘合腋，肘尖所指处，按压有酸胀感处即是。

关　元

在下腹部，正中线上，肚脐中央向下4横指处即是。

膻　中

仰卧位，由锁骨往下数，平第4肋间，两乳头中点，前正中线上。

神　阙

在下腹部，肚脐中央即是。

气　海

在下腹部，正中线上，肚脐中央向下2横指处即是。

中　极

在下腹部正中线上，肚脐中央向下两个3横指处即是。

大　椎

低头，颈背交界椎骨高突处椎体，下缘凹陷处即是。

身　柱

　　两侧肩胛下角连线与后正中线相交处，向上推4个椎体，下缘凹陷处即是。

命　门

　　肚脐水平线与后正中线交点，按压有凹陷处即是。

腰阳关

　　两髂棘高点水平线与脊柱交点处，可触及一凹陷处即是。

风　门

　　低头屈颈，找到第七颈椎棘突，向下找第2个椎体的棘突下，旁开1.5寸处即是。

肺　俞

　　低头屈颈，在颈背交界处椎骨高突向下推3个椎体，下缘旁开2横指处即是。

心　俞

　　低头屈颈，在颈背交界处椎骨高突向下推5个椎体，下缘旁开2横指处即是。

肾　俞

　　肚脐水平线与脊柱相交椎体处，人体正中线旁开2横指处即是。

曲　泽

　　肘微弯，肘弯里可摸到一条大筋，其内侧横纹上可触及凹陷处即是。

少　海

　　屈肘90°，肘横纹内侧端凹陷处即是。

天 宗

以对侧手，由颈下过肩，手伸向肩胛骨处，中指指腹所在处即是。

八 髎

俯卧，除拇指外，四指分别按于骶骨第1～第4骶椎棘突上，向外侧移1横指，四指所按位置即是。

曲 池

抬臂屈肘，用另一手拇指下压肘横纹桡侧端与肘横纹外侧一骨突的连线中点处即是。

内 关

腕横纹上2寸，两条索状大筋之间处即是。

外 关

抬臂俯掌，掌腕背横纹中点直上2寸，前臂两骨头之间的凹陷处即是。

合 谷

左手拇指、示指张开，右手的拇指指间关节横纹放在左手虎口的位置，拇指尖下即是。

劳 宫

握拳屈指，在中指尖所指掌心处，按压有酸痛感处即是。

十 宣

十指微屈，手十指尖端，指甲游离缘尖端处即是。

环 跳

将股骨大转子最高点与骶管裂孔作一直线，在外1/3与内2/3的交点处即是。

承 扶

臀下横纹正中点，按压有酸胀感处即是。

委 中

膝盖后面凹陷中央的腘横纹中点即是。

血 海

以右手掌心按右膝髌骨上缘，拇指呈45°斜置，拇指尖下即是。

阴陵泉

膝关节下，胫骨内侧髁下方凹陷处即是。

足三里

站位弯腰，同侧手虎口围住髌骨的上外缘，余四指向下，中指指尖处即是。

三阴交

足内踝尖上3寸，胫骨内侧面后缘处即是。

涌 泉

蜷足，足底前1／3处可见有一凹陷处，按压有酸痛感处即是。